铁皮石斛100问

文化 · 认知 · 养生 · 栽培

何伯伟 主编

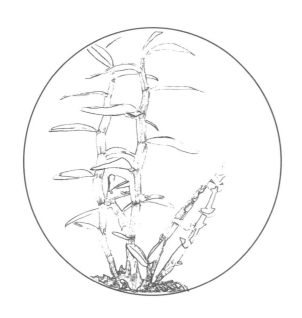

中国农业科学技术出版社

图书在版编目（CIP）数据

铁皮石斛 100 问 / 何伯伟主编 . —北京：中国农业
科学技术出版社，2015.2
　ISBN 978–7–5116–1960–0

　Ⅰ . ①铁⋯　　Ⅱ . ①何⋯　　Ⅲ . ①石斛 – 问题解答
Ⅳ . ① R282.71–44

　中国版本图书馆 CIP 数据核字（2015）第 004307 号

责任编辑　闫庆健
责任校对　贾晓红

出 版 者　中国农业科学技术出版社
　　　　　北京市中关村南大街 12 号　邮编：100081
电　　话　（010）82106632（编辑室）（010）82109704（发行部）
　　　　　（010）82109709（读者服务部）
传　　真　（010）82106625
网　　址　http://www.castp.cn
经 销 者　各地新华书店
印 刷 者　北京富泰印刷有限责任公司
开　　本　850 mm×1 168 mm　1/32
印　　张　6.625
字　　数　171 千字
版　　次　2015 年 2 月第 1 版　2016 年 9 月第 3 次印刷
定　　价　48.00 元

浙江鐵皮石斛

癸巳春
西泠印社
江吟

西泠印社出版社社长江吟题字

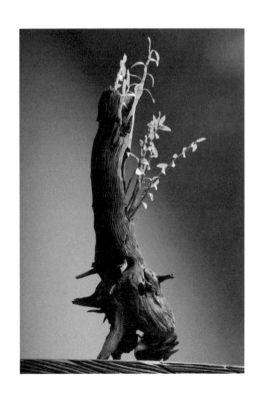

发现浙江鐵皮石斛之美

著名书画家李渐明题字

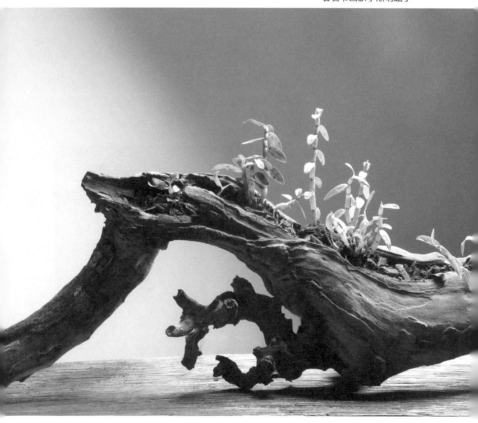

前言

　　铁皮石斛是我国传统名贵中药材之一，被列为"药中之上品"。历代本草如《神农本草经》、《本草纲目》等对它的分布、功效和应用都有记载。铁皮石斛具有益胃生津，滋阴清热之功效，用于治疗热病津伤，口干烦渴，胃阴不足，食少干呕，病后虚热不退，阴虚火旺，骨蒸劳热，目暗不明，筋骨痿软等症状。《中华人民共和国药典》2010 版一部将其单独收载，充分说明铁皮石斛功效确切。

　　20 世纪 90 年代初，浙江省成功突破了铁皮石斛仿生态人工栽培技术，并在国内率先实现了铁皮石斛产业化，培育形成了集科研、种植、加工、销售为一体的铁皮石斛产业群，成为全国铁皮石斛种植、加工主产区和主销区。"旧时王谢堂前燕，飞入寻常百姓家"，如今"铁皮枫斗"在浙江已是家喻户晓，越来越多的普通消费者开始了解、关注和服用铁皮石斛及其产品。素有"人间仙草"美誉的铁皮石斛迎来了行业发展、产业提升、大众消费的黄金时期。

　　近几年，浙江省中药材产业协会铁皮石斛分会在组织宣传推广铁皮石斛过程中，有许多消费者、爱好者向我们咨询相关铁皮石斛的历史文化、功效、家庭种养、服食常识、行业发展等方面问题，协会及时进行收集整理出 100 个问题，分为文化篇、认知篇、养生篇、栽培篇、产业篇等五个部分，并组织了省内外科研、医疗、学术、种植、营销方面的专家学者和资深业内人士，作了深入浅出的解答，体现了全面、权威、原创、通俗、实用、可看等特点，希冀为广大消费者科学认知，为行业健康发展，增添一臂之力。

　　由于编写时间较紧，本书的疏漏和错误在所难免，敬请广大读者朋友和业内专家批评指正。

编者

2014 年 11 月 1 日

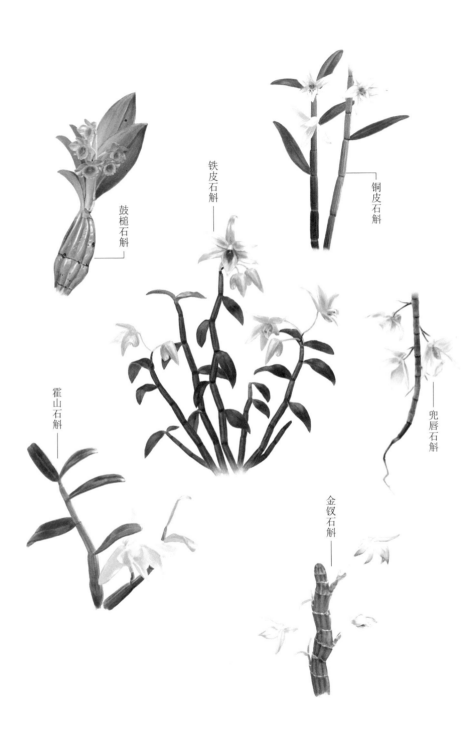

鼓槌石斛

铁皮石斛

铜皮石斛

霍山石斛

兜唇石斛

金钗石斛

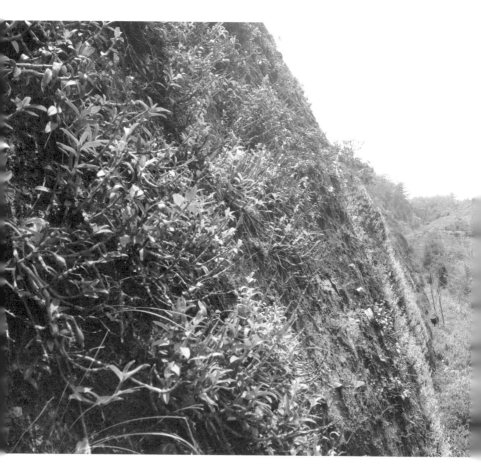

栽培在岩石上的铁皮石斛

铁皮石斛是什么?

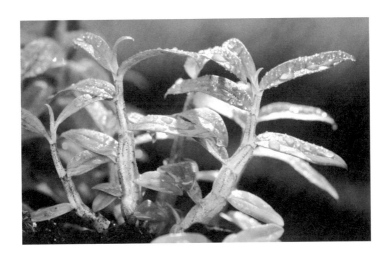

铁皮石斛(学名:*Dendrobium officinale* Kimura et Migo),又名黑节草。属微子目,兰科多年生附生草本植物。茎直立,圆柱形,长9～35厘米,粗2～4毫米,萼片和花瓣黄绿色,近相似,长圆状披针形,长约1.8厘米,宽4～5毫米,花期在4～6月。主要分布于我国秦岭以南的浙江、安徽、湖南、四川、贵州、云南、广西壮族自治区、福建和广东等地区。

铁皮石斛适宜在凉爽、湿润、空气畅通的环境生长。常附生于山地半阴湿的岩石上或树上,喜温暖湿润气候和半阴半阳的环境,不耐寒。由于长期无节制地采摘,自然资源枯竭,铁皮石斛成为珍稀濒危品种。1987年10月30日,国务院发布了《野生药材资源保护管理条例》,其中,铁皮石斛为Ⅲ级重点保护药材物种，《中国植物红皮书》（1992）收载濒危植物 398 种，其中，有黑节草，即铁皮石斛。

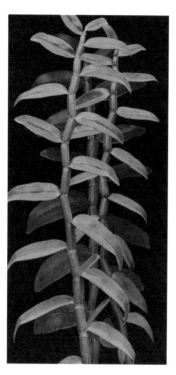

铁皮石斛是我国传统名贵中药材，并有"北有人参，南有枫斗"一说，具有益胃生津、滋阴清热等独特的功效。早在秦汉时期，《神农本草经》就记载铁皮石斛"主伤中、除痹、下气，补五脏虚劳、羸瘦、强阴。久服厚肠胃"；李时珍在《本草纲目》中评价铁皮石斛"强阴益精，厚肠胃，补内绝不足，平胃气，长肌肉，益智除惊，轻身延年"。民间称其为救命仙草，国际药用植物界称其为"药界大熊猫"。现代药理研究证明，铁皮石斛具有增强免疫力、消除肿瘤、抑制癌症等作用，在咽喉疾病、肠胃疾病、白内障、心血管疾病、糖尿病、肿瘤等疾病治疗中被广泛应用，2010 年版《中国药典》特将铁皮石斛从石斛类药材中划出，单独收载，充分说明铁皮石斛功效确切。

目录

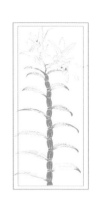

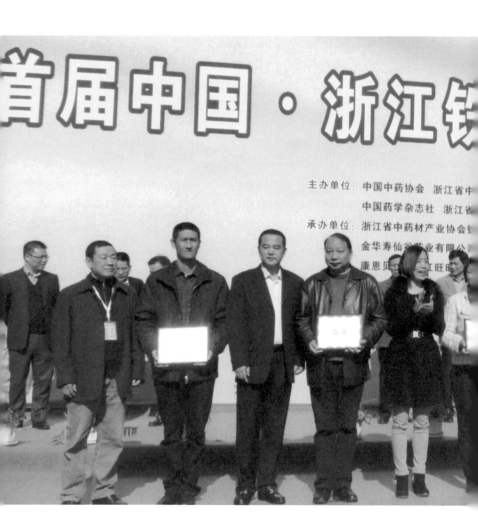

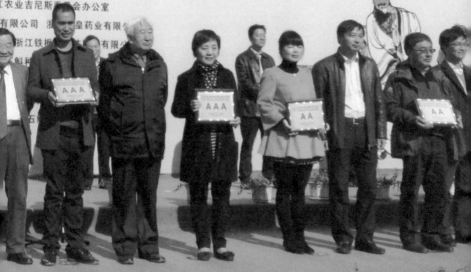

石斛(乐清)文化节

江农业吉尼斯委员会

乐清市铁皮石斛产业协会

农业吉尼斯委员会办公室

有限公司 浙江皇药业有限公

浙江铁枫公有限公

斛种

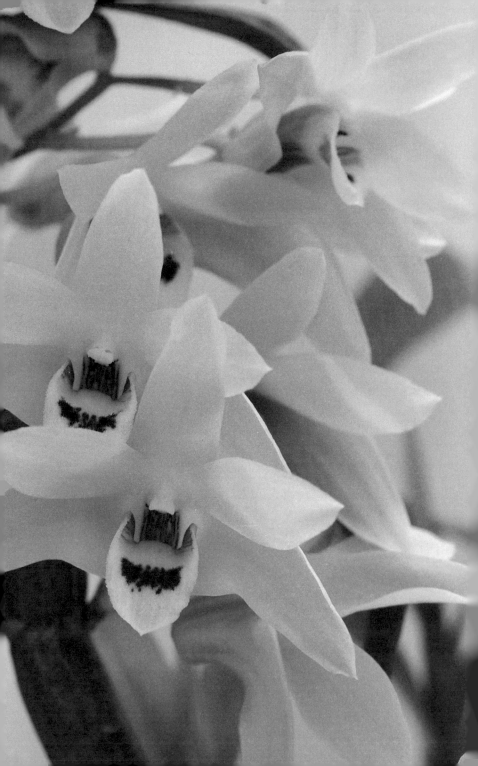

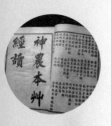

1. 石斛最早在哪部古代医学典籍中出现过?

石斛作为药用最早见载于《神农本草经》,距今有 2000 年以上的历史。在公元 220～450 年出版的《名医别录》中也有对石斛药用的记载,距今亦有约 1700 年的历史。用石斛属植物加工枫斗则起源于清代,被记载于赵学敏、赵学楷《本草纲目拾遗》及《百草镜》中,距今有 250 年的历史。

《神农本草经》(简称《本草经》或《本经》)是我国传统医学四大经典著作之一(另三部为《黄帝内经》、《难经》、《伤寒杂病论》),作为现存最早的中药学著作约起源于神农氏,代代口耳相

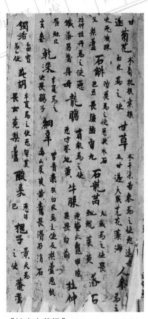

《神农本草经》

传,于东汉时期集结整理成书,成书作者不详。但并非出自一时一人之手,而是上古、先秦、秦汉时期众多医学家搜集、总结、整理当时药物学经验成果的专著。《神农本草经》蕴含着丰富而深刻的药物理论,由此奠定了药物学的理论构架,其中,君臣佐使的组方原则和单行、相须、相使、相畏、相恶、相反、相杀"七情和合"原则在几千

年的用药实践中发挥了巨大作用，是中医药药物学理论发展的源头。

《神农本草经》全书分三卷，载药365种，以三品分类法，分上、中、下三品，文字简练古朴，成为中药理论精髓。

石斛　《神农本草经　草　上品》载：

石斛，味甘平。主伤中，除痹，下气，补五脏虚劳，羸瘦，强阴。久服厚肠胃，轻身延年。一名林兰（《御览》引云，一名禁生，观本，作黑字），生山谷。

《吴普》曰：石斛，神农甘平，扁鹊酸，李氏寒（《御览》）。

《名医》曰：一名禁生，一名杜兰，一名石　，生六安水傍石上，七月八月，采茎，阴干。

案《范子计然》云：石斛，出六安。

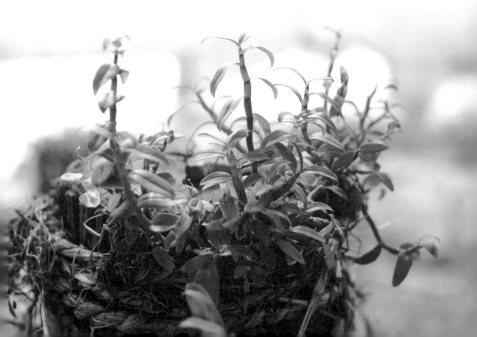

2. 哪些古代医学典籍曾提及过铁皮石斛?

石斛自古以来就受到医家的青睐，历代诸多具有影响的医学专著和典籍均将其收入其中，奉其为"药中之上品"。

《神农本草经》将其列为上品，言其："久服厚肠胃，轻身延年。"南北朝时期梁朝陶弘景著《神农本草经集注》介绍石斛：味甘，

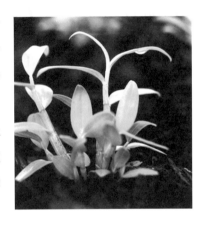

平，无毒。主治伤中，除痹，下气，补五脏虚劳羸瘦，强阴。益精，补内绝不足，平胃气，长肌肉，逐皮肤邪热痱气，脚膝疼冷痹弱。久服浓肠胃，轻身，延年，定志除惊。《唐本草》（即颁行于公元659年的《新修本草》）更是将其视为"上品之上"，称其"味甘平，无毒。主伤中，除痹，下气，补五脏虚劳羸瘦，强阴。益精，补内绝不足，平胃气，长肌肉，逐皮肤邪热痱气，脚膝疼冷痹弱。" 浙江的本草学家对石斛也极为重视，一千多年前五代吴越四明（今宁波）人编撰的《日华子本草》（公元908—923年）也称其"治虚损劣弱，壮筋骨，暖水脏，轻身，益智。平胃气，逐虚邪。"

唐宋时期是一个十分重视国家药典建设的时期，曾举全国之力修撰本草，令各州郡呈送药材样本。因而对石斛的产地、品质认识有了

很大拓展。

《神农本草经》说石斛"生山谷"（通常指河南嵩山一带的山谷）。唐《新修本草》扩展为：出始兴（广东近韶关）、庐江（安徽合肥）、六安、始安、荆襄（湖北）、汉中（陕西）及江左（长江中下游）。宋代《本草图经》对石斛产区的记载进一步拓展到"今荆、湖、川、广州郡及温、台州亦有之。"

至明代，人们已人工种植石斛。李时珍《本草纲目》载曰："人亦折下，以砂石栽之，或以物盛挂屋下，频浇以水，经年不死，俗称为千年润。"

对于石斛品质的认识也逐步深化，宋代《本草图经》"以广南者为佳。"明末清初浙江杭州人卢之颐的《本草乘雅半偈》（作于1368、刊行于1644年）则指出"而近以温、台者为贵。"清吴仪洛《本草从新》（1757年）则进一步明确：石斛品质"以温州最上、广西略次、广东最下。"

从一千多年前五代四明人《日华子本草》就有关于药性的系统论述，到明清本草学大家卢之颐、吴仪洛认定"而近以温、台者为贵"、"以温州最上、广西略次、广东最下。"至此，浙江温、台石斛的道地性已经牢固确立。

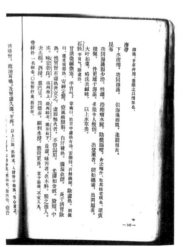

《本草从新》

3. 历史上哪些名医用铁皮石斛救治过病人？

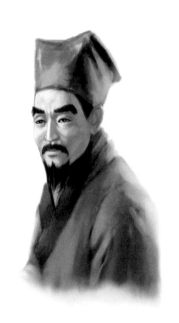

　　"滋阴生津"一向被认为是铁皮石斛最大的药性特点，历代医家在用铁皮石斛治病时也多取其"滋阴生津"的功能，因为改善人体的阴虚症状，主要是通过"滋阴生津"来实现的。古人云："阳虚易补，阴虚难调"，铁皮石斛在民间更有"救命仙草"的美誉，历代名医如华佗、张仲景、孙思邈、李时珍等都用铁皮石斛医治过危重病人。

　　近代名医张寿颐称："所谓绿毛干风斛者，色作淡绿，质柔而软，望之隐隐有绿色茸毛，亦产霍山，则仅撷其极嫩之尖……养胃益液，却无清凉碍脾之虑，确为无上妙品。"现代中医学权威著作《中药大辞典》中亦有同样的描述。

4. 铁皮石斛是"中华九大仙草之首"的提法确切吗?

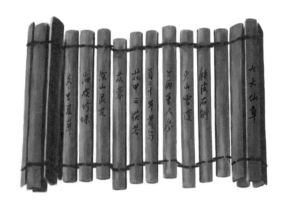

　　我们经常看到一种说法,称铁皮石斛是"中华九大仙草"之首。"百度百科"是这样描述的:唐代开元年间的《道藏》把铁皮石斛、天山雪莲、三两重的人参、百二十年的首乌、花甲之茯苓、苁蓉、深山灵芝、海底珍珠、冬虫夏草并称为中华九大仙草。

　　广州中医药大学孙晓生在其《〈道藏〉九大仙草及其现代研究》(《新中医》2012年第9期)中称,"'九大仙草'出自唐开元年间的道家经典《道藏》。道家养生非常推崇铁皮石斛、天山雪莲、三两重人参、百二十年首乌、花甲之茯苓、肉苁蓉、深山灵芝、海底珍珠、冬虫夏草,在现代养生保健中依然使用,其作用不断地得到临床和实验研究的证实。"但他没有提到"九大仙草"之说具体出自《道藏》何处。

中国科学院网站曾刊一篇标明来源为"武汉植物园"的科普文章《中华九大仙草之首——霍山石斛》（2013 年 7 月 10 日，http://www.cas.cn/kxcb/kpwz/201307/t20130710_3897838.shtml），文中提到"唐开元年间的道家经典《道藏》曾把铁皮石斛列为'中华九大仙草'之首"，但也没有谈到此说的具体出处。

那么，《道藏》到底是一部什么书呢？其实，《道藏》并不是一本书的书名，而是道教经卷、符箓、科仪、著述等文化典籍的总汇。《道

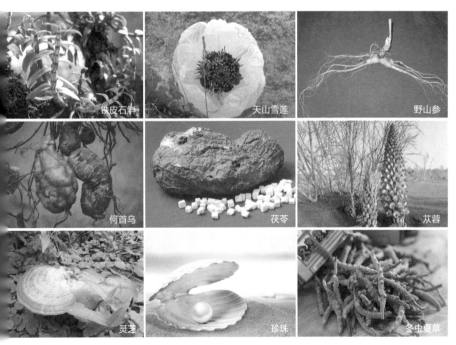

中华九大仙草图介

藏》的编撰始于魏晋，唐开元年间，唐玄宗令史崇玄等四十余人撰《一切道经音义》，并在此基础上四处搜访道经，加上原来所藏，纂修成《道藏》，称《开元道藏》，至唐末五代，毁于兵火。宋元两朝均有编撰，但都没有版本留存。现在我们看到的《道藏》，是明代《正统道藏》、《万历续道藏》的合集，共收入各类道书1476种，5485卷。

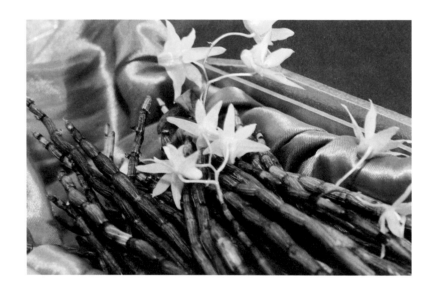

《道藏》内容庞杂，卷帙浩繁。其中有大批道教经典、论集、科戒、符图、法术、斋仪、赞颂、宫观山志、神仙谱录和道教人物传记等等，是研究道教教义及其历史的百科全书。《道藏》中还有不少有关中国古代科学技术的著作，是研究中国古代医药学、养生学、化学、天文学、历法、气功、内外丹、人体科学等的重要史料。英国的李约瑟博士对中国科学技术史的研究，其中大部分材料就来自《道藏》。

由此可见，所谓中华九大仙草出自《道藏》一说，应当存疑，至少没有确切出处。而铁皮石斛名列中华九大仙草之首的说法，可能源于野生石斛出产稀少，价格昂贵，滋阴功效明显等特征，对于"九大仙草"之说及其出处，还待有识之士的进一步考证。

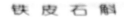

铁皮石斛

Tiepishihu

DENDROBII OFFICINALIS CAULIS

本品为兰科植物铁皮石斛 *Dendrobium officinale* Kimura et Migo 的干燥茎。11 月至翌年 3 月采收，除去杂质，剪部分须根，边加热边扭成螺旋形或弹簧状，烘干；或切成段燥或低温烘干，前者习称"铁皮枫斗"（耳环石斛）；后者"铁皮石斛"。

【性状】 铁皮枫斗 本品呈螺旋形或弹簧状，通2～6 个旋纹，基拉直后长 3.5～8cm，直径 0.2～0.4cm，黄绿色或略带金黄色，有细纵皱纹，节明显，节上有细

5.《中国药典》对铁皮石斛有哪些论述？

2010 年版《中华人民共和国药典》之"铁皮石斛"条目是这样描述的：本品为兰科植物铁皮石斛 *Dendrobium officinale* Kimura et Migo 的干燥茎。11 月至翌年 3 月采收，除去杂质，剪去部分须根，边加热边扭成螺旋形或弹簧状，烘干；或切成段，干燥或低温烘干，前者习称"铁皮枫斗"（耳环石斛）；后者习称"铁皮石斛"。

2010 版《中华人民共和国药典》从性状、鉴别、检查、浸出物、含量测定、性味与归经、功能与主治、用法与用量、贮藏等多个方面对铁皮石斛进行详细表述，其中，能精确判断是否为铁皮石斛的主要依据是：铁皮石斛中含有的甘露糖与葡萄糖的峰面积比应为 2.4～8.0，含有的多糖以无水葡萄糖计，不得少于 25%，含甘露糖应为 13%～38%。

2010 版《中华人民共和国药典》对铁皮石斛的"功能与主治"描述为：益胃生津，滋阴清热。用于热病津伤，口干烦渴，胃阴不足，食少干呕，病后虚热不退，阴虚火旺，骨蒸劳热，目暗不明，筋骨痿软。

6. 铁皮石斛有哪些传说和故事?

◎ 秦始皇长生不老药的传说

相传在两千多年前,秦始皇自一统天下后,广招天下术士探求长生不老之药。秦始皇身边有一个叫徐福的术士,有一天做了个奇怪的梦,梦见在浩瀚缥缈的大海中有一座仙山,仙雾缭绕,奇花异草,争奇斗艳。其中,有一株绿色的奇草尤其引人注目,枝干上盛开着几朵鹅黄色的小花,花瓣中点缀着一颗

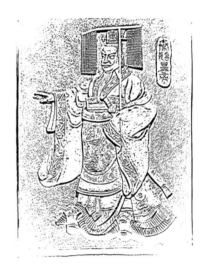

晶莹剔透的玉露。旁边立着一块美玉,上刻"紫楹仙姝"四个大字。

秦始皇闻奏后大喜,立即颁旨令徐福带三千童男童女横渡东海,求长生不老之药。无奈大海茫茫,徐福一干人最终还是徒劳无功,有去无回,滞留东瀛岛。传说随去的三千童男童女就成了今天日本国的祖先。而徐福梦中所见的"紫楹仙姝"就是后世的滋阴极品——铁皮石斛。千年仙草铁皮石斛的故事,穿越历史时空,被人们代代传诵至今。

◎　文成公主的嫁妆

唐贞观十五年（公元 641 年），文成公主远嫁吐蕃松赞干布时，唐太宗为其备下丰厚嫁妆，为使公主免受塞外之苦，私下封赏铁皮枫斗 5 升，以滋养贵体，足见铁皮石斛的尊贵。

文成公主感念圣上恩德，一直十分看重铁皮石斛。因为文成公主是在隆冬季节出发的，使得长安到西藏本来就不好走的路更加崎岖。一路上少不了顶风冒雪的长途跋涉，但是，当文成公主到达吐蕃后，还是大大地惊艳了松赞干布。这其中除了文成公主天生丽质外，铁皮石斛也是功不可没。原来，在这跋山涉水的一个多月里，文成公主一直在服用皇上送的铁皮石斛。因为铁皮石斛可以滋养皮肤，所以即使在路途上瓜果稀少，气候干燥，文成公主的皮肤依然吹弹可破。文成公主后来在西藏的生活中，铁皮石斛也始终陪伴着她。

◎　武则天青春永驻的秘密

武则天是中国历史上唯一的女皇，享年 81 岁，毕生长寿且美丽。在她花甲之年以后，她的头发依旧黑亮润滑，富于光泽；皮肤依然白皙红润，富有弹性，在她的身上演绎了女人不老的神话。

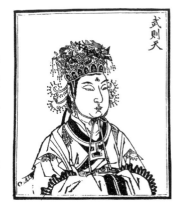

传说武则天的养颜秘方由唐代著名养生大师、六朝御医叶法善献给，

该方以藏红花为君药，铁皮石斛、灵芝二味为臣药，具有养血滋阴、益气活血、清补五脏、平衡阴阳、气血舒畅、提高机体生理功能等作用；武则天服用该方达50年之久，在此方的滋润下她每天都容光焕发、神采奕奕；即使到了晚年也依旧美丽、容颜不老，真正达到保持容颜、延缓衰老、延年益寿的作用，故专家称其为"古代养颜第一方"。

◎ 韩愈的救命草

公元819年，吏部侍郎韩愈因反对迎佛骨之事被贬潮州，家眷也被赶出长安。在将到潮州府时，因水土不服而染虚热之症，主要表现为身体疲乏，头晕眼花，咳嗽少痰、失眠、小便黄赤等一系列症状。在生命垂危之际，服用当地的一种草本植物铁皮石斛后痊愈，而他12岁的小女儿因没有及时服用而惨死驿站旁边。当时，他还悲怆而愤怒地提笔写下了"一封朝奏九重天，夕贬潮州路八千"的诗句。

◎ 王十朋仙草救母

南宋名臣王十朋17岁那年，母亲万氏操劳过度，病倒了。王十朋天天为母亲煎药，但母亲身体一直未见起色。

王十朋与同窗林梅峤说起此事，被粗通医理的林父听到了，对王十朋说："北有人参，南有仙草（石斛）。后山长有野生石斛，对积郁解滞最有功效。"第二天，在林父的带领下，王十朋系紧麻绳，不顾危险，采拔石斛。王十朋归家后衣不解体，日日动手为母熬制，其母身体得以调理，兼为王十朋孝心所感，恢复得很快，只是一时难以痊愈。

林氏父子来探望王母时，见王十朋心有余忧，林伯父对他说："石斛乃温药，长期服用才能固本培元。"母亲服用了王十朋采来的石斛，身体一天天好起来，两个月后就能起床下地干活了。

为采石斛，王十朋爬遍了左原的众多山峰，家乡的一山一水、一沟一壑尽在他胸中。后来他写下了著名的《左原诗三十二首》。

他纪念湖边那块巨岩上首先采到石斛，因此地名为桂屿，又想起《说文》中提到桂为"江南木，百药之长"，石斛功效与它相似，他就提笔写下"桂岩"大字，后由林梅屿请名匠摩刻，流传于今。写这两个字时，王十朋年方十八。

◎ 澶渊之盟与石斛

北宋与辽国经过多年的战争后，于宋真宗景德元年（公元1004年）十二月，签订了澶渊之盟，宋方每年向辽提供的物质中，除了"助军旅之费"银十万两，绢二十万匹，还有大量的养生滋补物品。其中就有铁皮石斛，铁皮石斛作为皇室贡品到了辽国就大受皇室贵族的欢迎。羊肉炖铁皮石斛，并配以红枣、枸杞，成了皇室的招牌菜，铁皮石斛入汤和泡茶刚好达到了去燥滋阴的效果。他们在享受美食的同时，也达到了养生的目的。辽国萧太后一直将此作为养生美容的配方，直到去世都是耳聪目明。

◎ 巾帼英雄冼夫人的养生秘方

被周恩来总理赞为"中国历史上第一位巾帼英雄"的冼夫人，是跨越梁、陈、隋三个朝代的元老功臣，并多次受到朝廷赏赐，被南越族尊为"圣母",享年 91 岁。在战争频繁的南北朝时期,洗夫人非常注重养生。她以铁皮石斛、人参、红枣、首乌等来炖汤,并用石斛泡酒喝,因而有了健康的身体,在古稀之年还披挂上阵,抵抗敌寇。

◎ 乾隆皇帝的长寿秘方

乾隆帝 25 岁登基,在位 60 年,实际掌握中国最高权力长达 63 年,是中国历史上执政时间最长、年寿最高的皇帝。宫廷御医养生方案很多,养生品也很多,而乾隆独爱用铁皮石斛滋阴养生,炖汤、喝酒、喝茶、大宴群臣,他都是必用铁皮石斛。他文韬武略,精力充沛,博览群书,对养生也有自己的独到见解,"人,阴常不足,阳常有余;阴虚难治,阳虚易补"这句话对乾隆影响很大,而最终也受益匪浅。乾隆在 80 岁寿宴上,用石斛炖汤宴请 2000 多名百岁以上老人,希望他们更加长寿。乾隆 89 岁高龄与世长辞,在去世前还处理朝政,留下了一个"乾隆盛世"的大局面。

◎ 李鸿章与石斛

光绪二十二年(公元 1896 年),洋务大臣李鸿章出使英国,时年 74 岁,临行前咳喘连连,慈禧赐他宫廷御药,以铁皮石斛、灵芝、玄参、麦冬、龙眼肉、茯苓等泡水煲汤。李鸿章一路服用,并大赞其妙。到达英国后,李鸿章将铁皮石斛作为国礼赠送给伊丽莎白女王,女王用后,感觉非常好,还特意致谢慈禧太后。

◎ 周总理的国宾礼品

1969 年春,越共中央主席胡志明病重,根据越方要求,周恩来总理在日理万机的情况下，亲自挑选医务人员，认真审阅病情、研究治疗方案，先后派遣了 4 个医疗小组携带药品器材前去抢救。医疗组当时就携带了我国传统名贵中药

材——铁皮石斛。

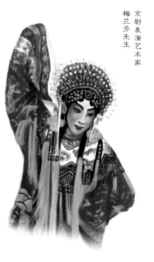

京剧表演艺术家
梅兰芳先生

◎ 艺术大师的护嗓秘器

我国著名的京剧表演艺术家梅兰芳先生经常将铁皮石斛当茶饮来护嗓养生，以此来防护因经常上妆而给皮肤带来的化学物质侵害，并长久保持自己美妙动人的嗓音，永葆艺术青春。京剧表演艺术家马连良、谭富英及体育播音员宋世雄等也经常喝铁皮石斛水，用来清咽护嗓。我国著名老中医

刘渡舟教授说："清利咽喉，保护嗓子，用胖大海不如铁皮石斛效果好。"《本草纲目拾遗》记载："石斛清胃除虚热、生津已劳损，以之代茶，开胃健脾，功同参芪。"

◎ 陈景润延缓病情

陈景润是我国著名的数学家，为探寻"歌德巴赫猜想"，十分辛劳。长期的劳累工作，使得年近六十的陈景润患上了帕金森综合征。医疗小组为陈景润治病时，就曾使用传统名贵中药材——铁皮石斛，使得病情得到缓解。

◎ 千年石斛精

千年的石斛精，千年的山参精，千年的首乌精能像白娘子那样化成人形，谁要是碰到它都是福气，要是能够制服它并且吃到肚子里去，这个人就必定能够延年益寿，长生不老。因而古谚云：铁皮石斛何处有？深山长寿村里求。

过去有钱人家生下孩子，第一口喂的是石斛水。人之将死，也要灌一口石斛水，所以石斛水称为救命水。找不到铁皮石斛就只得用一般的石斛替代。并且那些老字号的名牌药店，橱窗中都要放上一棵数百年的老山参，一棵硕大的何首乌，还有就是用铁皮石斛卷成的铁皮枫斗。

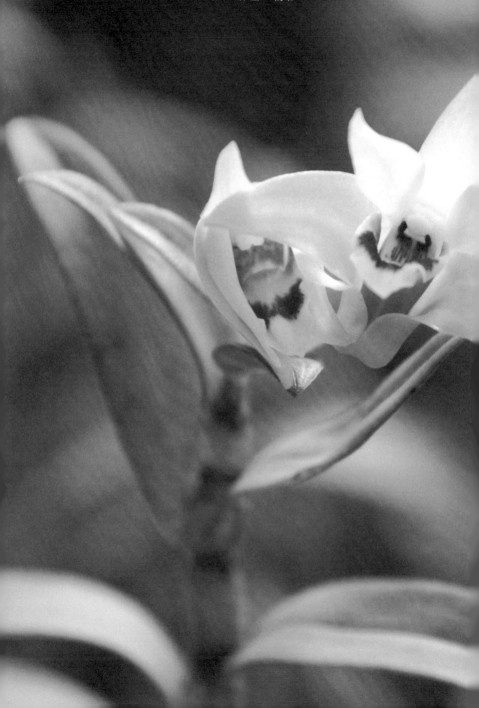

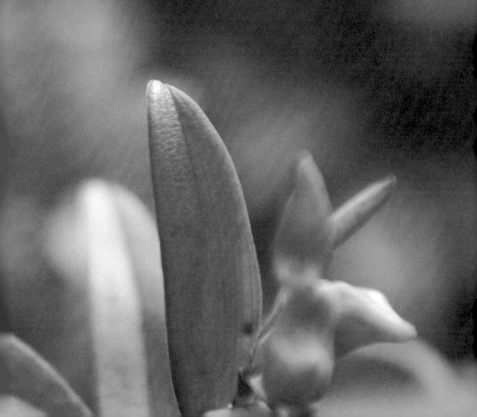

铁皮石斛100问

认知篇

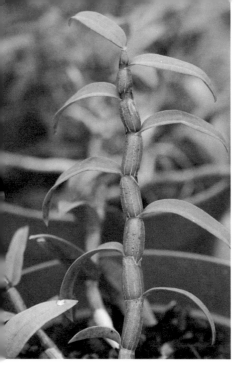

7. 石斛有多少种类？
都可以入药吗？

石斛为兰科（Orchidaceae）石斛属 *Dendrobium* SW. 多种药用植物新鲜或干燥茎的总称。石斛属是兰科植物中继石豆兰属之后的第二大属，为多年生草本附生植物，全球有野生石斛1500种左右，我国有记载的石斛有80余种（一说为74种2变种），其中50余种可为药用石斛。石斛主要分布于热带亚热带地区，在我国主要分布在西南、华南、台湾和秦岭以南各地，也有分布在华中及江南地区的。由于石斛花姿优雅，玲珑可爱，花色鲜艳，气味芳香，通常可以盆栽供观赏，在国际花卉市场上占有很重要的位置。当然，石斛的最大价值，还是它的药用价值。

据《新华本草纲要》（公元1990年）、《中国中药资源志要》（公元1994年）及《药用植物辞典》（公元2005年）及其他书籍记载，石斛中有药用价值的有50多种。常见的有铁皮石斛、紫皮石斛（齿瓣石斛）、霍山石斛（米斛）、铜皮石斛（细茎石斛、广东石斛等）、马鞭石斛（流苏石斛、束花石斛等）、金钗石斛、鼓槌石斛、美花石斛（小环草）、叠鞘石斛（铁光节）等。收入《中华人民共和国药典》（2010版）

的仅有金钗石斛、鼓槌石斛、流苏石斛、铁皮石斛等几个品种，但实际上民间药用的品种还有多个，用于提取某些成分作制药原料的也有较多的品种。目前，石斛的养生功效也越来越受养生爱好者的追捧。

我国传统医学将石斛用于热病伤津、口干烦渴、病后虚热等多种病症的治疗。近年来，国内外对石斛组织培养、种植栽培、鉴别和质量控制、化学成分、药理作用和临床应用等方面进行了大量深入研究，现代药理学研究表明，石斛具有抗氧化、抗衰老、改善肝功能、治疗白内障、增强人体免疫力、降血糖、抗血栓、抗肿瘤、抗诱变、抗菌、促消化等作用。

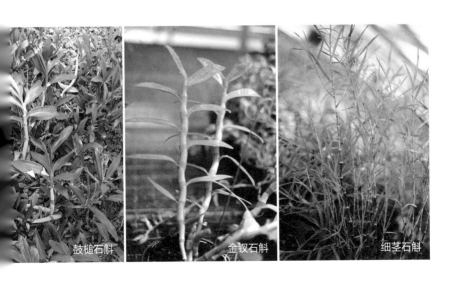

鼓槌石斛　　　　　　金钗石斛　　　　　　细茎石斛

8.石斛因何得名？"斛"字是什么意思，怎么念？

斛字音读作胡（hú），斛是中国旧量器名，亦是容量单位，一斛本为十斗，后来改为五斗。

石字作量词用时，音读作担（dàn），旧时我国市制容量单位，十斗为一斛，一斗为十升，一石为120市斤，1市斤为0.5千克。

祖国传统医学对石斛有各种称呼，上古扁鹊称"金钗石斛"，传说是王母头上金钗掉落人间所化；东汉张仲景称之为"蜀中石斛"，又称"铁皮石　"；三国华佗至隋称石斛为"枫斗"；《黄帝内经》称"灵兰"；《神农本草经》称"林兰"。俗名有铁石兰、软脚斛、硬脚斛、霍山石斛、黑节草、铁色麦斛、雀髀斛、千年润等。

石，斛两字在《说文解字》中解释为："石，硕大，借为柘字，柘百二十斤。""斛，十斗也、十斗为一石，百二十斤"，均是量器，两字合起来应是：如石之重，如斛之容，是古代医者对单株铁皮石斛价值的肯定。《本草纲目》李时珍说："石斛名义未详，其茎状如金钗之股，故有金钗石斛之称，今蜀人栽之，呼为金钗花。"按《浙江省药用植物资源名录》（1987）中记载，铁皮石斛在浙江西部、东部及南部各县内有分布，以南部较多，因珍稀名贵、药效显著，20世纪80年代广交会上外销中国香港、中国台湾、东南亚各国及日本、美国，真品铁皮石斛制品"铁皮枫斗"价格不菲，每千克高达3600美元。

中科院院士、中科院昆明植物研究院周俊先生认为，其因生于石山凹地中或腐殖土及树枝混合物中而得名，附生在树上的也称为"木斛"。

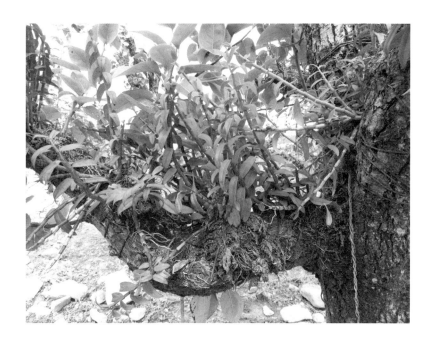

9. 石斛与铁皮石斛有什么区别?

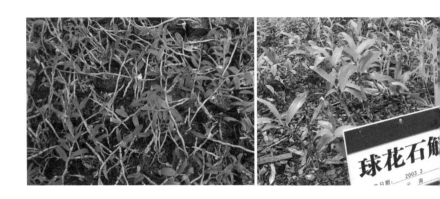

　　石斛为兰科石斛属植物的总称,全球约有 1500 余种,我国共有 74 种 2 变种。铁皮石斛是整个石斛大家庭当中的一员,因其茎秆皮色深绿如铁故而被冠以"铁皮"两字。

　　石斛与铁皮石斛的区别首先是原植物不同,2010 年版《中国药典》规定,石斛为兰科植物金钗石斛 D. nobile、鼓槌石斛 D. chrysotoxum 和流苏石斛 D. fimbriatum 的栽培品种及其同属植物近似种的新鲜或干燥茎;铁皮石斛为兰科植物铁皮石斛 D. officinale 新鲜或干燥茎。其次,两者的药效价值不同,铁皮石斛是石斛类植物中药用价值最高的一种,民间被称为"救命仙草",国际药用植物界称其为"药界大熊猫"。最后,两者的市场价格存在巨大差别,铁皮石斛是其他石斛的多倍,用其他品种石斛冒充铁皮石斛是违法的。

10. 铁皮石斛与铁皮枫斗有什么区别?

铁皮枫斗是用铁皮石斛新鲜的茎加工而成,边加热边扭成螺旋形或弹簧状,烘干。铁皮枫斗一般为 2～5 个旋环,长 1.0～1.4 厘米,直径 0.7～1.0 厘米;茎直径 0.2～0.4 厘米。表面暗黄绿色或金黄绿色,有细纵皱纹,节明显,节上可见残留的膜质叶鞘或叶鞘纤维。常见一端为根,头残留须根,称为"龙头",另一端为茎尖,较细,称作"凤尾"。 铁皮枫斗习称耳环石斛。

铁皮石斛新鲜的茎切成段,干燥或低温烘干,习称铁皮石斛。

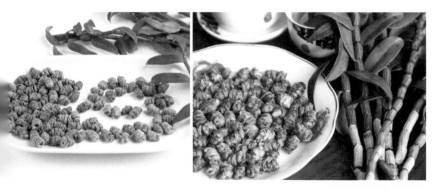

铁皮枫斗与铁皮石斛鲜条

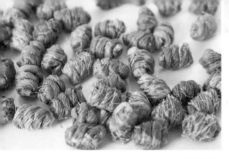
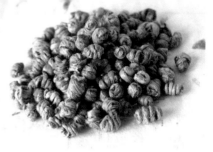

铁皮枫斗 水草枫斗

11. 枫斗与铁皮枫斗是一回事吗？

枫斗是用石斛鲜枝条加工而成的天然中药和保健饮品。因以前新鲜石斛不易长期保存，因此，经过多道工序加工而成的枫斗就产生了，枫斗易于保存，可供中药配方或直接煎汤饮用。

据顺庆生教授等专家考证，枫斗及其产品的名称，与从事石斛采集、加工的药农关系密切。当药农在采集石斛时，发现有外部形态不同的石斛植物时，为了以示区别，常给予一名称，如根据各种石斛茎的颜色而起名为铁皮石斛、铜皮石斛等。

枫斗的加工是以螺旋状、两头稍平、中间圆胖如腰鼓形为主，形状如同我国早期用来量米的"斗"。斛与斗都是我国古代的量器，十斗为一斛，但后来斛应用不多，且字也比较生僻难念，后世就改斛为斗。另外，药农采收加工枫斗之时，正为秋冬交接之际，是粮食作物丰收的季节，又值枫叶变红，后人因而将石斛的加工品取名为枫（丰）斗。枫斗一名最早记载于清代赵学敏所著《本草纲目拾遗》，约有200多年的历史。

铁皮枫斗由铁皮石斛加工而成，枫斗由其他石斛加工而成，两者的区别就是石斛与铁皮石斛的区别。

12. 目前市场上与铁皮枫斗最易混淆的枫斗是什么?

因铁皮枫斗价格比较贵,所以,有人会以其他枫斗冒名为铁皮枫斗图利,一般消费者较难分辨。

目前,市场上与铁皮枫斗最易混淆的枫斗是紫皮枫斗,两者均无苦味,嚼之有黏滑感。两者的主要区别是:铁皮枫斗热水浸泡后汤色淡黄,节间长一般在 2 厘米以内,紫皮枫斗热水浸泡后汤色呈淡紫红色,节间长一般在 2.5 厘米以上。两者的市场价格存在较大差别。

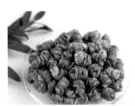

铁皮枫斗

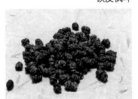

紫皮枫斗

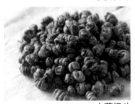

水草枫斗

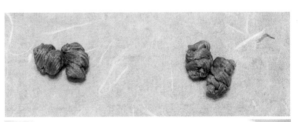

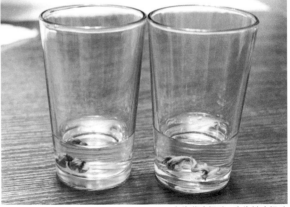

左为紫皮枫斗　右为铁皮枫斗

13. 鉴别铁皮石斛的标准是什么？

　　石斛首载于东汉时期的《神农本草经》，之后的中医典籍虽多有记述，但都是以"石斛"这样一个统称出现，没有专门针对"铁皮石斛"作过记载。

　　一直到2005年版的《中华人民共和国药典》，铁皮石斛仍归类在"石斛"条目下面："石斛的药材来源主要为兰科石斛属的三个品种，分别为：金钗石斛、马鞭石斛、铜皮石斛。铁皮石斛的加工品称为铁皮枫斗或耳环石斛。部分近似品种如美花石斛、束花石斛等亦可入药。长久以来，石斛药材尤以铁皮石斛与金钗石斛两种为最优。虽品种不一，但处方名称均统称为石斛。"

　　2010年版《中国药典》对铁皮石斛药材鉴别、检查、含量测定作出了新的规定。采用横切面和薄层色谱鉴别；甘露糖与葡萄糖的峰面积比作检查，要求甘露糖与葡萄糖的峰面积比为2.4～8.0；干燥品多糖含量不少于25%，甘露糖含量为13.0%～38.0%。醇浸酒物含量不得低于6.5%。但根据作者的研究，鉴别方法尚待进一步完善，如甘露糖与葡萄糖的峰面积比随着采收季节变化很大。

14. 如何鉴别铁皮枫斗的真伪和优劣?

2010 年版《中国药典》对铁皮石斛药材鉴别、检查、含量测定作出新规定,铁皮枫斗多糖含量不少于 25%,甘露糖含量为 13.0%~38.0%,这是物理层面的鉴别方法,普通消费者无法做到,那么有没有简单一点的鉴别方法呢?

实事求是地说,不仅普通消费者鉴别铁皮枫斗真伪优劣很困难,从事铁皮石斛研究的专家鉴别其真伪也很难。宋代以来《证类本草》、《本草图经》、《本草衍义》等典籍均有类似记载"今人多以木斛浑行,医工亦不能明辨。"现代高等植物的分类,一般以花和果为主要依据,植物的茎、叶在分类中通常只能起初步鉴别的作用,铁皮枫斗是植物的茎,而且经过加工,鉴别就更加困难。

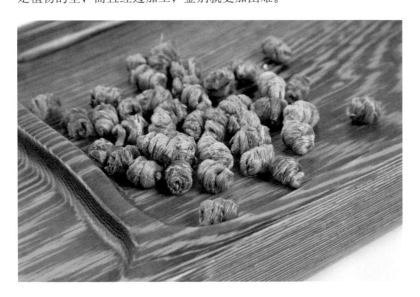

当然，根据作者多年从事铁皮石斛研究的经验，鉴别还是有一些门道的，概括起来就是一看二尝三拉四泡：

 　　铁皮枫斗表面暗黄绿色或金黄绿色，有细纵皱纹，节明显，颗粒大小均匀，并可见细丝。

 　　闻之有淡淡青草香气，味淡，嚼之初有黏滑感，久之有浓厚黏滞感，无渣或渣少，味苦的、渣多的、无黏滞感的应该是伪品。

 　　铁皮枫斗因多糖含量高，质坚实略脆，易折断，断面不平坦。若拉得很长也不断，当为伪品。

 　　铁皮枫斗用热水浸泡后汤色淡黄，紫皮枫斗热水浸泡后汤色呈淡紫红色。

另外，对铁皮石斛鲜品的真伪的辨别要点如下：

外观

带叶或不带叶的铁皮石斛鲜条、茎秆，长条状，有窄节状，铁绿色，内有玉的质感；掰断后黏稠性强，有胶质，长度约10厘米。

口感

铁皮石斛具有清淡草本香味，略带甘甜；入口黏稠，富含黏液，粘牙；味稍甘，渣少；假的渣较多，味苦，缺乏黏液。

15. 铁皮石斛花、茎、叶的作用分别是什么?

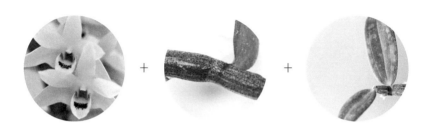

铁皮石斛花可以泡茶饮用,主要功能:理气、安神、益血、解郁。

铁皮石斛茎秆可加工制成铁皮枫斗。主要功能:抗肿瘤、提高人体免疫力、治疗胃肠道疾病、抗衰老、抗氧化、抗血小板凝聚、降低血糖和治疗白内障等。

铁皮石斛的鲜叶,经杀青、揉捻、烘干可以入药,也可当茶饮。主要功能:养阴退热、生津止咳、调理肠胃。

关于铁皮石斛的药用部位具有一定争议,早在南北朝陶弘景在《名医别录》中记载"七月、八月采茎,阴干",之后的诸家本草均沿用该记载。而在《中药志》、《中药材手册》及部分现代中药文献中却将石斛列为全草类中药材。

按现行2010年版《中国药典》中规定铁皮石斛以茎入药,其叶、花和根不属于药用部位。但铁皮石斛在民间药用历史悠久,现在更是常以药膳形式出现在普通百姓家中,也常常以全草入药。故如何在安

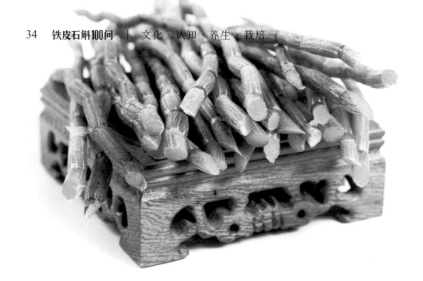

全性评价的基础上，进行深入的功能性评价、化学成分和质量标准制定等研究，为铁皮石斛其他药用部位申报新资源食品或新的药用部位提供科学依据，具有非常重大而深远的意义。在此基础上，充分开发利用茎以外的其他部位（花、叶、根），铁皮石斛产品的功效和形式将更为多样化，可以满足不同消费人群的需求。

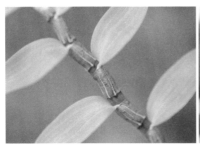

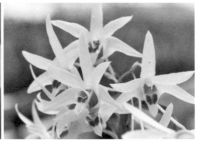

16. 铁皮石斛什么时候采收功效最好？

浙江省食品药品检验所专家经过多年研究表明，不同产地、不同年份、不同采收季节的铁皮石斛，功效确有差异。

铁皮石斛虽然一年四季都能采摘，但是，必须要在一个合适的时间段采摘其价值才会最高。铁皮石斛春季发芽，夏季生长，10月即封顶不再生长，冬季是养分积累的时期。研究者对不同产地、不同年份、不同采收季节铁皮石斛样品进行测定，确定铁皮石斛的较佳采收期为每年11月至第二年3月。这是因为这个时期的铁皮石斛内光合作用的效果不是很强，富含的氨基酸、维生素和多糖都处于一年中最高，这些药用成分堆积在茎条内，这个时候采摘的铁皮石斛茎秆是最合适药用的，它们所具有的药效会比其他时间段里采摘的效果好。(也有浙江本地专家认为，每年1月至5月底采收的石斛鲜条有效含量高，口感较好。)

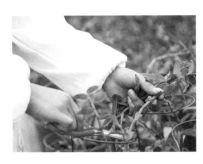

此外，铁皮石斛花的采摘也有讲究。铁皮石斛花会在每年的5月到6月份盛开，药用价值较高，而其采摘时间必须严格要求，采摘早了就会达不到药效，采摘晚了铁皮石斛花会烂掉。一般来说，铁皮石斛花苞打开后，第二天盛开时即采下烘干为好。

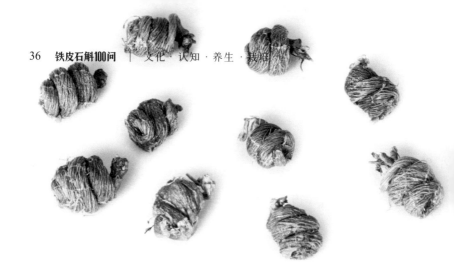

17. 常听说铁皮枫斗有"龙头凤尾"之说,到底什么是"龙头凤尾"?

　　品质最好的铁皮枫斗俗称龙头凤尾,名称因其造型而来。龙头凤尾的制作从选材就相当讲究,必须是采摘多年生5~7厘米的铁皮石斛整株鲜条,根部龙头以及尾部凤尾都必须保留完好;烘烤后经手工扭曲定型,龙身躯干部分一般在2.5圈至3.5圈为最佳。

　　龙头凤尾造型优美,一端为根头,具须根数条,称为"龙头";另一端为茎尖,较细,称作"凤尾"。龙头凤尾制作时烘烤要注意火候,不然容易扭断或扭不到位。定型同样要有技巧,不是每个人都能

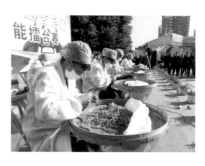

将这么短的一棵干草扭出龙凤的气势来。像这样能称得上"龙头凤尾"的,在铁皮石斛制作的"枫斗"中不足1/10。

18. 据说铁皮石斛有软脚和硬脚之分，这是什么意思？哪种好？

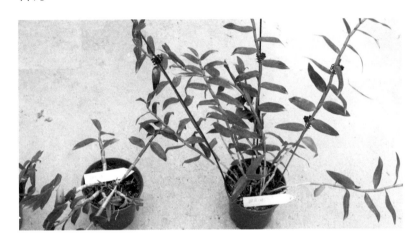

在品种上，铁皮石斛分为软脚和硬脚两种：

软脚铁皮石斛特点是茎大多柔软、节短、粗壮，一般不超过 30 厘米，粗 0.4～0.6 厘米，茎外表为淡灰绿色，新鲜品应被有一层薄薄的灰白色叶鞘，优质品在外观上饱满水润，茎上棱条不明显，质地柔韧或略坚脆，较易折断，断面绿色，呈细颗粒黏质状物。软脚铁皮石斛嚼之味淡，久嚼后具强黏滞感。通常黏滞感越强，多糖的含量就越高，也意味着品质越好（因其茎圆，叶鞘具紫斑，节部常有一黑褐色的环状间隙，被人们称为黑节草），具有增强人体免疫功能，防癌抗癌，恢复嗓音等显著功效。

硬脚铁皮石斛茎节长，茎相对细且质硬，纤维多，不易折断，黏性小，茎较长。相对而言，软脚铁皮石斛的商品性优于硬脚铁皮石斛。

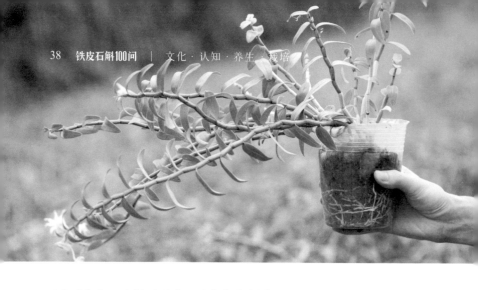

19. 铁皮石斛与霍山石斛（米斛）哪种好？

　　铁皮石斛和霍山石斛（米斛）都是中药石斛中的珍贵品种，味甘、质重、柔韧和黏性大，脂膏丰富，即多糖含量高，滋阴效果强。但二者有区别，铁皮石斛在我国12个省区有分布，而霍山石斛（米斛）分布区较窄，主要分布在安徽霍山县及其附近地区；铁皮石斛植株较大，种植产量也比较高；而霍山石斛（米斛）植株小，产量较低，从推广应用来讲，铁皮石斛更适合。

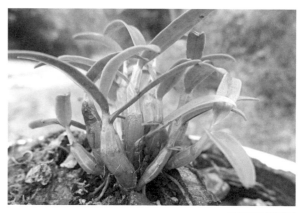

霍山石斛（米斛）

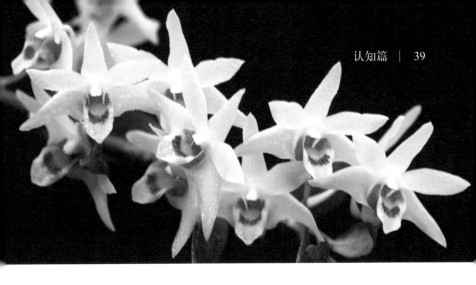

20. 铁皮石斛的产地有什么讲究？

历代本草均记载石斛生六安；《本草从新》记载：味甘者良，温州最上、广西略次、广东最下；《本草图经》卷第四记载，石斛"……今温、台州亦有之"，《本草乘雅半偈》第二帙记载，石斛"出……台州、温州诸处，近以台州、温州为贵"。

从历史上看，安徽、浙江产野生铁皮石斛质量为佳，北纬30°是优质铁皮石斛分布的中心。现在铁皮石斛基本上是人工栽培，适宜的产地，优良品种，良好的生态环境和水、气候等对铁皮石斛的品质都有很大影响。同时实行全程规范化栽培管理，不施用化学农药、化肥，是生产好品质、好口感的根本保障。

21. 铁皮石斛越老越好吗？

据专家介绍，铁皮石斛并非越老越好，铁皮石斛药用部位是茎，一般来说，铁皮石斛的有效成分的积累，从培育到适宜采收需要 2～3 年左右，浙江产的铁皮石斛以 3 年生的品质为佳。采收年限延长，一是生产管理成本高，管理不当容易烂茎，另外老条纤维多、口感会变差。

人参越老越好，这与它们生物特性有关，人参用的是根部，通常寿命很长，是养分、有效成分积累贮存器官，每年叶片光合作用的产物都贮存在根部，日积月累其药效越来越好。

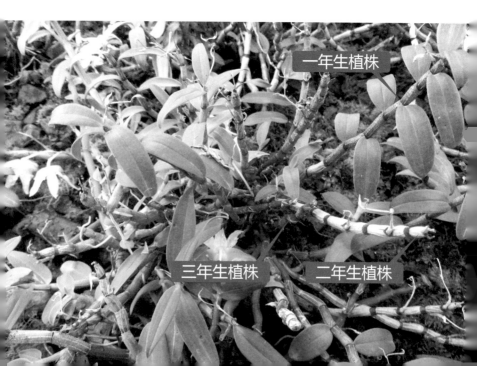

22. 有人说铁皮石斛生长很慢，是真的吗？

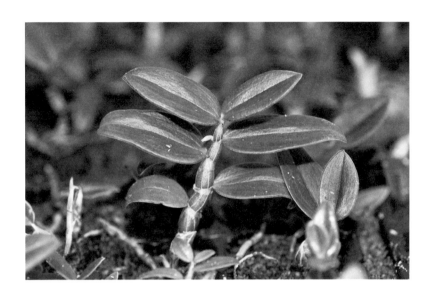

人工种植的铁皮石斛需经过种苗组培快繁、炼苗驯化、移植等生产环节，一般成熟大致需要 2~3 年。另外，铁皮石斛生长当年封顶，长多高就多高，长几节就几节，第二年就不会长高了，第二年会在基部萌发新芽，长出新的铁皮石斛。

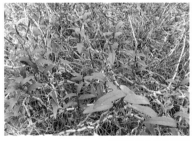

四年生以上铁皮石斛

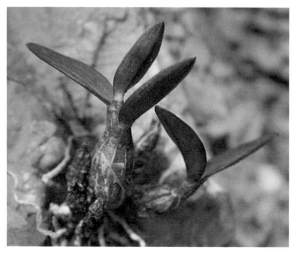

野生铁皮石斛

23. 铁皮石斛是人工栽培的好还是野生的好？

人工栽培的铁皮石斛通过良种选择、规范化管理、控花提质、适时采收等关键技术的应用，药用功效成分积累还是比较高的，如多糖含量可达 40% 以上，比野生的要高 1 倍以上。从资源保护角度，野生铁皮石斛资源濒临枯竭，亟须保护；野生铁皮石斛是国家Ⅲ级保护药材物种，私自无证采集、交易野生铁皮石斛都是违法的。目前，规模化种植的铁皮石斛逐步能满足大众的需求，现代药理和临床应用研究表明，人工栽培的铁皮石斛品质、功效赛野生。

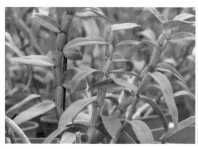

人工种植铁皮石斛

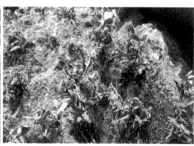

种在岩石上的仿野生技术

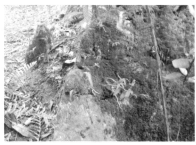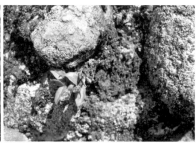

野生石斛图一　　　　　　　　　　　野生石斛图二

24. 媒体上说野生的铁皮石斛已经濒临灭绝，那么市场上有野生的铁皮石斛吗?

因野生铁皮石斛资源基本枯竭，1987 年国家将其列为重点保护野生药材物种，在国际市场上，野生铁皮枫斗每千克售价非常昂贵，堪称真正的植物黄金。现在市场上仍有野生的铁皮石斛，但是数量极少，可谓千金难求。

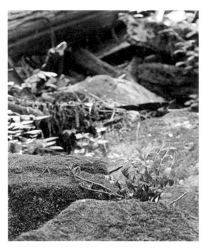

野生铁皮石斛

25. 铁皮石斛在市场上都有哪些产品?

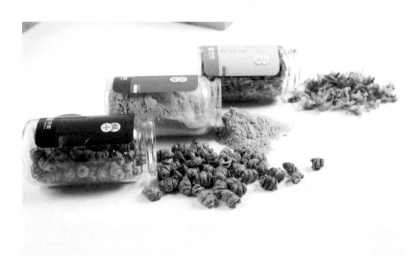

　　2003 年至今,经国家有关部门批准上市的铁皮石斛保健食品有 60 个,生产的主要产品包括:铁皮石斛颗粒、铁皮石斛片、铁皮石斛胶囊、铁皮石斛浸膏、铁皮枫斗晶、铁皮石斛口服液、铁皮石斛含片、饮料等。

26. 铁皮石斛有哪几种吃法，怎么吃最好？

铁皮石斛的食用方法有很多种，如鲜食、煎汤、泡茶、浸酒、熬膏、入膳等方法。

方法一

鲜吃——取新鲜铁皮石斛若干，一般成年人每天 15～20 克，洗净入口细嚼，味甘而微黏，清新爽口，余渣吞咽即可。可强阴益精、开胃健脾。

方法二

煎汤——将铁皮石斛洗净切碎或拍破加水入锅用文火先煎煮 30 分钟，后放入 1～2 克西洋参再煮 30 分钟，可重复煎煮，连渣食用。可补虚养阴，清热。

方法三

泡茶——将铁皮石斛洗净后切薄片，用开水冲泡后饮用，可重复冲泡，连渣食用。可开胃健脾、降火理气、对慢性咽喉炎疗效显著。

方法四

熬膏——将铁皮石斛洗净切碎或拍破可加其他中药材加水煎汁，连煎两次，弃渣后用小火浓缩，再加冰糖，继续熬制成膏状饮用。对劳损虚弱、肢节疼痛、体乏、夜多盗汗等症状有显著疗效。

方法五

浸酒——将铁皮石斛洗净切碎拍破、单味或和其他物料一起浸入 40 度以上酒中，7 天后即可食用。可补肾养阴、生精祛风。

方法六 ·······································○

　　入膳——将铁皮石斛洗净切碎或拍破和鸡鸭等材料一起文火炖2～3小时，连渣食用。或用文火煎煮后取汁备用，加入其他原料可煮粥、做羹、煲汤等食用。可养阴生津，对虚热、微汗、筋骨酸痛等常见的体虚症有疗效。

　　传统的服用方法是服用干品枫斗，其实鲜铁皮石斛不仅保留了其所有功效成分，而且比干品更容易吸收，新鲜铁皮石斛直接咀嚼或同蔬果一起打浆饮用，是近年来兴起的比较科学的吃法。

　　这里再推荐一种服食方法，虽然比较耗时间，但效果很好：先把铁皮枫斗放水里煮半小时，然后捞起、拉成直线，用刀背敲裂其外壳，剪成小段，再放入原汤用小火熬四五小时，直至药汁黏腻；还有一种服法是"酒渍煮汤用"，即用酒浸7天，再用文火煮，能治疗骨关节痛；此外，拿两包枫斗粉加入250～300毫升开水，隔水蒸45～50分钟后食用，这样的效果也很好。

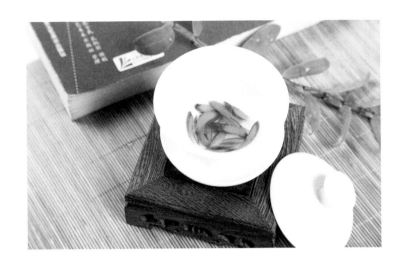

27. 铁皮石斛能泡茶喝吗?

　　铁皮石斛入茶，能品出特有的草木清香，甘甜清凉的独特滋味令人神清气爽、身心舒畅，长期饮用 对健康有益。但需要注意的是，铁皮枫斗泡茶需要久煮，否则有效成分不易被人体吸收。

　　取新鲜的铁皮石斛10～20克，以清水冲洗干净后切薄片（也可加入少许枸杞），加清水若干（根据自己日饮水量），以武火将水煮沸，再以文火煮30分钟以上即可饮用。饮毕，将铁皮石斛取出嚼服。

　　取新鲜铁皮石斛5～10克，以清水冲洗干净后切薄片，加开水冲泡后饮用，可连续冲泡1～2天，最后将铁皮石斛嚼服。

　　取铁皮石斛粉3～5克／每人每天，加适量开水，充分搅匀后饮用。

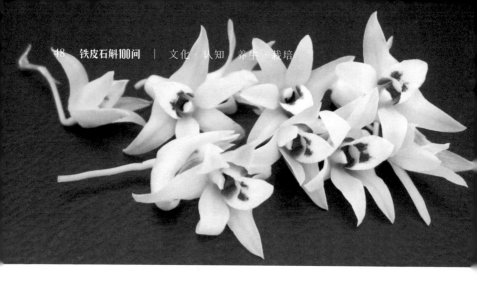

28. 铁皮石斛花怎么吃最好？

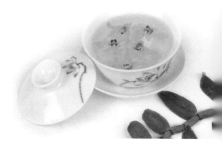

比起铁皮石斛，其花更适合日常的泡茶保健，开水冲泡以取 3～5 朵花茶为宜，推荐两三泡之后连花同食。

铁皮石斛花茶不仅保留了原植物铁皮石斛的部分药用价值，还有花草的特性，轻清，疏达，能解郁，不伤胃，不伤正气。方回春堂的参茸产品质检专家杨其康说，铁皮石斛花具有清热、解郁药用价值，每天用来泡茶喝，不但调节肠胃、增强抵抗力，舒缓精神压力和心情抑郁，安心宁神，夏天还能消暑解郁。

另外，铁皮石斛鲜花还可以炒肉、炒蛋，鲜脆可口，别有风味。

29. 铁皮石斛能煲汤吗？

非常适合，但通常要煲 2 小时以上功效最佳。

现代人因为工作、生活的巨大压力，再加上经常在办公室、空调下工作，缺乏运动，很多人的体质都比较虚弱，而铁皮石斛就是最好的滋阴养肾的汤料了。医书上说，铁皮石斛具有益胃生津，滋阴壮体的功效，对人体非常有益。那么铁皮石斛都和什么配料一起煲汤呢？

一般来说，铁皮石斛性寒，所以最好搭配一些桂圆、人参、枸杞、红枣、虫草花等，再放一只鸽子或者半只鸡，炖上两个小时，汤就非常入味了。铁皮石斛煲汤既可以补身体，又可以增强体质，提高身体免疫力，所以铁皮石斛是现代人必备的煲汤配料之一。

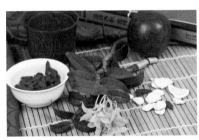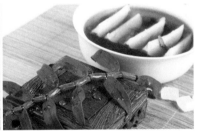

例 石斛麦冬煲老鸭

材料：石斛 15 克、麦冬 12 克、杞子 10 克、芡实 20 克（中药店均有售），老鸭半只、猪瘦肉 100 克，生姜 3 片。

烹制：各物分别洗净，药材浸泡，老鸭去脏杂、尾部，一起下瓦煲，加清水 2500 毫升（约 10 碗量），武火滚沸后改为文火煲约 2 小时，下盐便可。

该汤具有滋阴清热、益胃生津之功效，再加入养阴润肺、清心除烦的麦冬，此汤更具滋阴生津、润肺清心的独特作用。

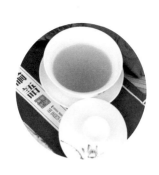

30. 铁皮石斛可以鲜食吗？

可以。可用豆浆机、料理机将鲜条榨汁吃。

铁皮石斛榨汁：取新鲜铁皮石斛 30～50 克，带叶或不带叶均可，洗净后剪成约 5 厘米长的短条，放料理机内，加水 1000 克榨汁即食。为了减少青草味，可适当加入蜂蜜、去核红枣、水果（如鲜柠檬）等，口味更佳。

根据 2010 版《中华人民共和国药典》记载，铁皮石斛干品（即枫斗）每人每天的用量为 6～12 克，鲜条则以 15～30 克每人每天为宜，一些中医师建议，如以保健养生为目的长期服食，可适当减少用量。

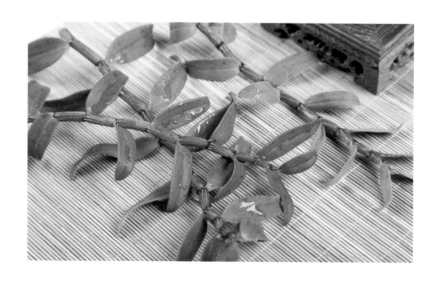

31. 铁皮枫斗可以浸酒喝吗?

铁皮枫斗可以浸酒喝,历代医学专著记载了许多铁皮石斛浸酒的处方,可对虚寒、中风、风寒湿痹、腰腿疼痛等症进行辅助治疗。

铁皮石斛具有补阴生津的作用,配合具有祛风散结、开痹作用的药物,浸酒服用能起到祛风止痛而不伤阴的作用,有助于祛病健身。铁皮石斛浸酒方法十分简单,准备铁皮石斛 300 克,杜仲、丹参各 120 克,怀牛膝、生地黄各 150 克,白酒 3000 毫升。将各种药物分别烘干或晒干,用纱布袋包好,放坛中,倒入白酒,密封后浸泡 7 天,即可取酒饮用。每次 20～40 毫升,每日可饮 2～3 次,可除腰腿疼痛,体倦无力,风湿痹等症,还能补肾、强筋骨、除瘅。

如果你、家人或朋友平日有风湿腰腿疼特征,是属于元气比较虚衰的一类人。铁皮枫斗对这方面有很好的治疗效果。你可以用铁皮枫斗和侧子、枸杞子、当归、白茯苓这几种药材用酒浸泡一下,大概经过一周左右,就可以饮用了。如果吃饭前坚持饮用一点,对活血化瘀方面有很好的治疗效果。

我国北宋时期的大型官修中医方书《太平圣惠方》卷二十三，记载了一个铁皮石斛泡酒的方子：

组　成

石斛1两（去根），天麻1两，芎䓖1两，仙灵脾1两，五加皮1两，牛膝1两（去苗），萆薢1两，桂心1两半，当归1两，鼠粘子1两，杜仲1两（去粗皮），附子1两半（炮裂，去皮脐），虎胫骨2两（涂酥炙令黄），乌蛇肉1两（微炒），茵芋1两，狗脊1两，丹参1两，川椒1两半（去目及闭口者，微炒去汗）。

主　治

中风，手足不遂，骨节疼痛，肌肉顽麻。

用法用量

其酒取1盏，入1盏，以药味薄即止。

制备方法

上锉细，以生绢袋盛，用好酒2斗，于瓷瓮中浸，密封。经7日后，每日旋取1小盏，不拘时候温饮之，常令酒气相续。

32. 铁皮石斛鲜吃、煎服、磨粉、冲剂、胶囊有哪些区别？有哪些特点？

铁皮石斛适宜鲜吃，铁皮枫斗入煎剂、熬膏效果也很好。国家中医药管理局编著的《中华本草》称，鲜石斛清热生津力强，热津伤者宜之；干石斛用于胃虚夹热伤阴者为宜。高学敏主编的 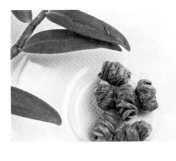 《中药学》称，铁皮石斛鲜者清热生津之功较佳，故凡遇热病肺胃火炽、津液已耗、舌绛干燥或舌苔变黑、口渴思饮者，可用新鲜石斛。《全国中草药汇编》、《中药大辞典》等书建议入药须久煎。

总体来说，铁皮石斛煎服、磨粉、冲剂、胶囊在根本上没有太大的区别，在功效上也都一致。但胶囊和冲剂由于其配伍的不同，消费者并不能辨别其原料的真假优劣。因此，购买时请认准有生产批文、信誉好、实力强的品牌企业生产的产品。

33. 很多商家在销售铁皮枫斗时，都建议配西洋参打粉，两者配合着用有什么好处？

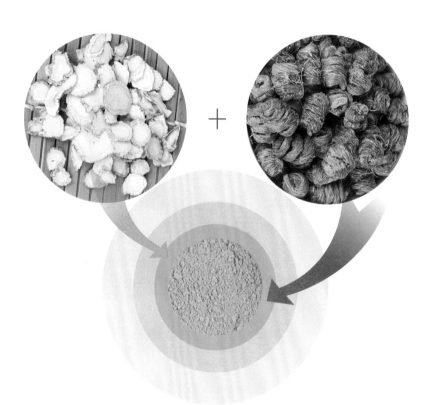

　　西洋参具有补气养阴，清热生津之功效，铁皮石斛配伍西洋参，益气养阴，益胃生津，补而不腻，清而不伤胃，二者配伍具有协同作用。

34. 从中草药角度来看，铁皮枫斗的配伍有什么讲究?

　　根据历代方书记载的经典名方，铁皮石斛可与不同的中药材配合服用，能产生不同的功效。

　　食用铁皮石斛需要合理搭配，并不是所有的食材都可以和铁皮石斛一起食用的。根据服用者的具体需求，要采取不同的组合。

　　如果是肠胃不好的朋友食用铁皮石斛，可以配合天花粉，或者是麦冬、沙参、山药、生麦芽、玉竹等食材。这些食材都是性暖的，可以养胃的；有些朋友胃寒胃虚的，经常会口干舌燥或吃不下饭干呕的，都可以用这些食材搭配着来吃。

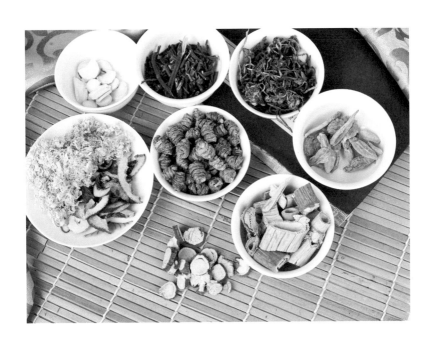

对于肺部和呼吸系统不太好的朋友，可以和沙参、枇杷叶、生地、麦冬、百合、秦艽、银柴胡、白薇、知母、白芍、忍冬藤等配合食用，这样搭配能缓解虚热口干，虚汗多的毛病。

肝和脾是人体中重要的新陈代谢器官，常喝酒或是吃油腻食品会给肝脾带来很重的负担。这时可以将铁皮石斛配合生黄芪、焦白术、茯苓、白芍、生地、当归、丹参、枸杞子、沙参、夜交藤、木瓜（或加知母）食用，这样可以养阴健脾和肝，对慢性肝炎也能起到一定作用。

肝脾功能失调还会导致人发胖，因此，铁皮石斛还是一种减肥佳品。肝脾功能失调，不能把多余的脂肪转化为热量排泄，而沉积于体内造成肥胖。特别是对于那些经常烟酒过度的中年人来说，铁皮石斛能提高身体的新陈代谢活力，缓解疲劳，促进内循环，提高身体各部位的供氧，还可以扩张血管，降低血液中的胆固醇和甘油三酯含量。

上面所作的介绍只是一个很笼统的纲要，具体的吃法可以咨询中医师或是营养师。

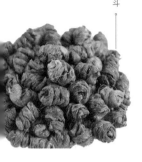

铁皮枫斗

35. 铁皮枫斗、野山参、灵芝、冬虫夏草等名贵中药的功效有什么不同?

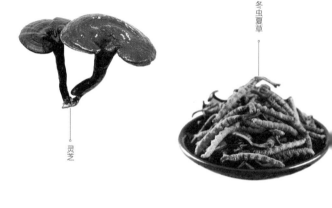

野山参

灵芝

冬虫夏草

　　这些都是中国的名贵药材,但它们的价格和价值比较,是要根据产品的具体情况来辨别的。比如年份、成色、品种、市场的供求关系等,而且每种药材的养生价值具体因人而异。

　　2010版《中华人民共和国药典》对铁皮石斛的"功能与主治"描述为:益胃生津,滋阴清热。用于热病津伤,口干烦渴,胃阴不足,食少干呕,病后虚热不退,阴虚火旺,骨蒸劳热,目暗不明,筋骨痿软。铁皮石斛在滋养阴津、补益脾胃、护肝利胆、清虚热、强筋壮骨、抑制肿瘤、明亮眼目、滋养肌肤、延年益寿等方面均对人体有益。

　　2010版《中华人民共和国药典》对人参的"功能与主治"描述为:大补元气,复脉固脱,补脾益肺,生津养血,安神益智。用于体虚欲脱,肢冷脉微,脾虚食少,肺虚喘咳,津伤口渴,内热消渴,气血亏虚，久病虚羸，惊悸失眠，阳痿宫冷。

2010 版《中华人民共和国药典》对灵芝的"功能与主治"描述为：补气安神，止咳平喘。用于心神不宁，失眠心悸，肺虚咳喘，虚劳短气，不思饮食。

2010 版《中华人民共和国药典》对冬虫夏草的"功能与主治"描述为：补肾益肺，止血化痰。用于肾虚精亏，阳痿遗精，腰膝酸痛，久咳虚喘，劳嗽咯血。

相对比可见，铁皮石斛最主要功能是益胃生津，滋阴清热，滋阴效果为佳。

36. 如何贮存铁皮石斛鲜条?

新鲜的铁皮石斛贮藏最主要的是不能密闭。许多人怕新鲜的铁皮石斛失去水分,将铁皮石斛密闭在塑料袋中,结果导致霉变。新鲜的铁皮石斛在透气条件下贮藏一年也不会腐烂,第二年还能在节上萌发新芽,枯而不死、僵而不烂也是其非常神奇的地方。

家庭保存可将铁皮石斛鲜品从包装中取出来之后,放入阴凉的地方,保持通风就可以。每隔一段时间就要检查下(建议一个月),因为铁皮石斛鲜品自然放着是会发芽甚至开花的,一旦发芽开花了,铁皮石斛鲜条就会变成"老条"。"老条"的营养物质会流失,所以一旦看到冒芽,就要把芽头去掉,或者尽快食用。

如果在一段时间后发现铁皮石斛鲜条变干了,也不要担心,那是铁皮石斛自然风干,它的营养成分不会因为其风干而丧失,其保健效果一样功效显著,这时可以把铁皮石斛剪成小段,用刀背拍裂后煎汤或泡茶。

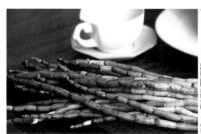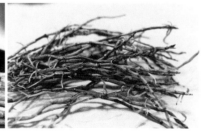

如果要冷藏的话,可用纸或布袋包装后在冰箱中冷藏,温度保持在3~5摄氏度,这样的温度范围具最佳保存效果。

如果有闲心逸致的话,可以试着把有芽的石斛种植在花盆里,如果成活也是不错的家庭盆栽。

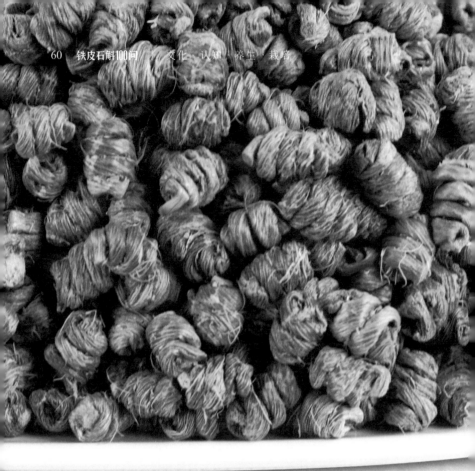

37. 如何贮存铁皮枫斗?

　　铁皮枫斗只要保存得当,不霉变,保持期可长达 3～5 年。家庭保存枫斗可放置阴冷干燥处,低温、密闭、干燥、避光的环境下贮存铁皮枫斗比较好,家庭少量铁皮枫斗也可在冰箱中冷藏。

38. 铁皮石斛的价格为什么这么贵?

铁皮石斛野生资源濒临枯竭，而在一些地区的悬崖峭壁的岩石上有少量存在，故国家禁止采挖，现在市场上出售的铁皮石斛是人工栽培的，由于铁皮石斛人工栽培成本较高，每亩（1 亩 ≈ 667 平方米。全书同）需投入十余万元（种苗、大棚、基质、肥料、人工等 ），采收期要 2 年以上，同时栽培和加工技术要求也较高，所以铁皮石斛价格相对较贵。随着大规模的种植推广，铁皮石斛的价格将有所下降，更多普通老百姓能吃得起。

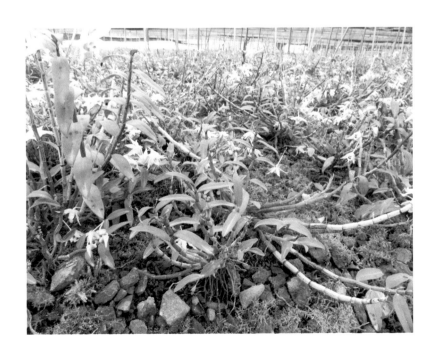

39.市场上销售的石斛价格为什么相差那么大？

（1）真伪差异

　　市场上经常会出现用其他石斛冒充铁皮石斛的情况，两者的药效价值不同，铁皮石斛是石斛类植物中药用价值最高的一种，民间称为"救命仙草"，国际药用植物界称其为"药界大熊猫"，两者的市场价格存在巨大差别。

（2）优劣差异

　　不同品种、产地、栽培方式、生产投入品管理、采收年限、加工方法等因素都会导致铁皮石斛品质、产量存在较大差异，因此价格也相差很大。

（3）品质上的差异

　　不同的品质（指石斛多糖等有效成分含量高低）其使用价值不同，其价格差异很大。

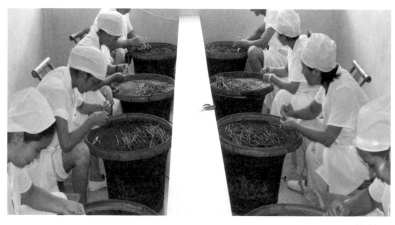

枫斗加工

杭州市

绍兴市　宁波市　舟山市

金华市

台州市

丽水市

温州市

40. 浙江乐清为什么会被称为 "中国枫斗加工之乡"？

　　浙江乐清是铁皮石斛传统主产地之一。《本草从新》记载：味甘者良，温州最上、广西略次、广东最下；《本草图经》载：石斛"……今温、台州亦有云"。乐清雁荡山铁皮石斛是质优的品种。

　　乐清市双峰乡是我国石斛采集、加工、销售的集散地，历史悠久。据阳福清等《文山风物》（公元 1997 年）一书记载："广南西枫斗是国内外知名的天然药物饮品。20 世纪 20 年代，广南人民利用本地资源，从浙江请来师傅指导加工，在实践中逐步掌握加工环节和技术，生产天然药用饮品，产品远销国内外，至今仍是云南省独特、名贵的饮品。"可推测乐清双峰乡采集加工石斛有 100 年以上历史。

　　近二十年，乐清铁皮石斛产业蓬勃发展，从组培苗生产，人工种植，枫斗加工，产品开发到市场营销，形成完整的产业链，成为当地农业的支柱产业。目前，乐清市人工种植铁皮石斛面积达 7000 多亩，乐清人外出云贵等地种植 15000 多亩，占全国半壁江山，建有组培室33 家，年育苗能力达 6 亿多株，产业产值达到 20 亿元，枫斗加工产量占全国总量 80% 以上，乐清不愧为"中国铁皮石斛加工之乡"。

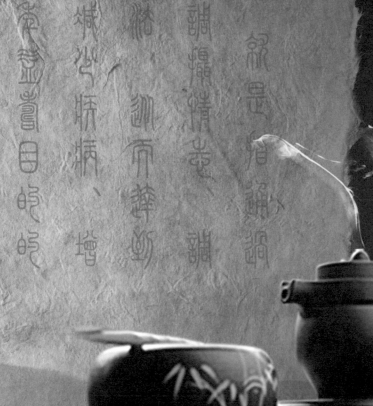

铁皮石斛100问

养生篇

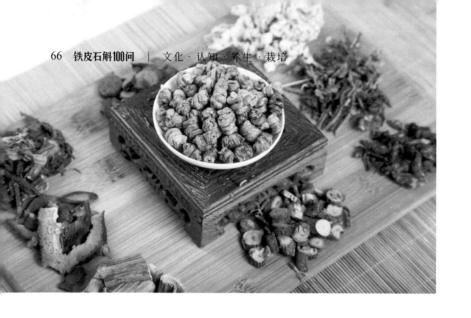

41. 铁皮石斛有哪些功效，主治什么病？

《神农本草经》记载石斛"主伤中，除痹，下气，补五脏虚劳，羸弱，强阴。久服厚肠胃，轻身、延年。"就是指其治五脏，肠胃阴虚之症，有补阴之功。2010年版《中华人民共和国药典》铁皮石斛记载功效与主治：益胃生津，滋阴清热。用于热病津伤，口干烦渴，胃阴不足，食少干呕，病后虚热不退，阴虚火旺，骨蒸劳热，目暗不明，筋骨痿软。

我国传统医学将石斛用于热病伤津、口干烦渴、病后虚热等多种病症的治疗。近年来，国内外对石斛组织培养、种植栽培、鉴别和质量控制、化学成分、药理作用和临床应用等方面进行了大量深入研究，现代药理学研究表明，石斛具有抗氧化、抗衰老、改善肝功能、治疗白内障、增强人体免疫力、降血糖、抗血栓、抗肿瘤、抗诱变、抗菌、促消化等作用。在咽喉疾病、肠胃疾病、白内障、心血管疾病、糖尿病、肿瘤等症的治疗中广泛应用。

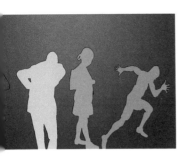

42. 铁皮石斛适宜哪些人群服用?

（1）工作压力大的人可作为常年滋阴生津的保健品，具有生津补虚、提高免疫、调理脾胃、抗衰老、延年益寿等作用；

（2）妇女更年期、经期内分泌失调，导致肌肤缺少光泽、脸色无华、眼圈发黑、肌肤干燥，而铁皮枫斗可作为女性滋补养阴的佳品；

（3）"亚健康状态"人群，体质虚弱，慢性病病人，久病以后、手术或产后体质虚弱者；

（4）"生活方式不良"类疾病，如高血压、高血糖、高血脂、脂肪肝、冠心病等的防治及夜生活过度、烟酒过量，造成口干、舌燥、口苦乏力、神疲心烦的人群；

（5）白内障、青光眼、视神经炎患者，可滋阴清热、退翳明目；

（6）清嗓利咽，清除疲劳，恢复嗓音，为教师、演员等职业人员提供良好的保健作用；

（7）有胃肠疾病者，可调节消化功能，改善食欲，调治腹胀、泄泻；

（8）肿瘤病人的辅助治疗；

（9）一切中医诊断为阴虚之症者，滋阴补益，有极佳的调整作用；

（10）劳累过度出现精神萎靡不振、眼燥目糊；

（11）服食了强力补药引起的阴液亏虚；

（12）运动员在训练中和比赛后，出现的疲劳症状；

（13）初、高中学生在考试期间产生的情绪焦燥、注意力不集中等症状；

（14）婴幼儿请在医生指导下服用。

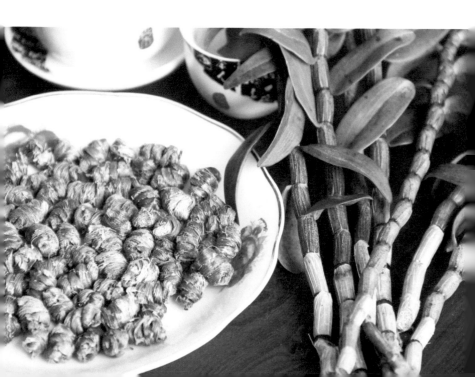

43. 铁皮石斛用量与禁忌如何？服用中有哪些注意事项?

中医认为天地万物都相生相
克，中草药的服用也是如此。中
草药的用量多少、煎药时间、搭
配药物都有规定和限制，人们在
使用时需要引起注意，否则可能
产生一些不良后果。

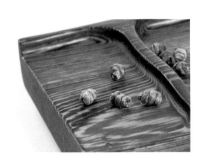

铁皮石斛作为一种名贵中药材，其药效是显著的，在大规模人工
种植、加工后，衍生出多种产品，使用方法也是多种多样的，不仅可
以用于临床医药、煲汤、煮粥，还可以用于泡茶饮用。但是，在使用
时也有其禁忌和注意事项。

单独服用铁皮石斛注意事项:

单独服用干品铁皮石斛（即铁皮枫斗），建议加水煎熬 2 个小时
以上，效果比较好，《中药大辞典》建议"煎汤须久煎"。

铁皮石斛与其他药材一起使用注意事项:

在处方中，铁皮石斛在与其他中药材一起煎熬食用时，应提前煎
煮 30 分钟及以上，再与其他中药材一起煎煮，以便发挥其药效。《本
草经集注》说石斛"恶凝水石、巴豆，畏僵蚕、雷丸"，意即铁皮石
斛不能与凝水石、巴豆、僵蚕、雷丸等一起食用，否则会产生不良后果。

铁皮石斛的用量:

铁皮石斛的食用量也需注意控制，吃多了易腹泻。石斛碱的摄入
量过大，可能抑制心脏和呼吸、降低血压。在用来治病时更要谨慎，

必须遵医嘱服用，不要擅自增加用量，否则可能造成不良反应，有损健康。

铁皮石斛食用量取决于各人的身体状况，不同人身体情况不同，每日的石斛食用量也不同，作为药用干品（枫斗）服用量一般在6～12克即可，鲜品约15～30克比较适宜，每天的用量可分2～3次吃完。病人用量则视疾病严重程度、所处治疗阶段、病程长短、病人体质、症状明显程度、年龄、季节等因素而定，如果长期服用的话，用量可减量至一般用量的1/3左右为宜。

铁皮石斛的食用时间：

早晚空腹食用吸收效果最佳，如果控制体重或胃不好推荐早上空腹食用，一般饭前或后两个小时空腹时食用吸收最佳。

不宜使用铁皮石斛的病症：

铁皮石斛并不是万能的，不是什么病都可以使用铁皮石斛来治疗。铁皮石斛性属清润，清中有补，补中有清，故最宜于阴虚而有热者。凡虚而无火或实热症、舌苔厚腻、腹胀者均忌服。对于身体虚寒无火气者、脾虚久泄者或是实热症（中医所说的实热症就是人体阳气亢盛而引起的阴阳不平衡，常见壮热烦渴、目赤肿痛、舌红苔黄、痰黄色等症，治疗应以清热泻火为主），是不宜使用铁皮石斛的；感冒时不宜过早使用铁皮石斛，会造成邪气排解不出；铁皮石斛能助湿邪，所以湿温尚未化燥的人不宜食用；另外，孕妇在食用之前，应咨询医生意见。

44. 石斛"味甘入脾"是什么意思？石斛"味咸性寒"又是什么意思？

中医认为，中药性味有"四气"和"五味"。四气即寒、热、温、凉四种不同的药性；五味即辛、甘、酸、苦、咸、淡五种不同的药味。味甘具有补虚、调和、缓和的作用；味咸具有泄下、软化功能；寒凉药具有清热、泻火、解毒之功效。

味甘入脾

中医认为，甘味具有滋补和中的作用，常用于治疗正气虚弱。《黄帝内经·素问篇》说"五味所入……甘入脾"，意思是说脾主甘味，因此脾气虚、脾经弱时，适当多吃点甘味食物，可补益脾胃。中医所说的甘味食物，不仅指食物的口感有点甜，更主要的是它具有补益脾胃的作用。现代医学中，脾属于免疫器官。补肝悦脾，则能提高机体的免疫力，增强体质。

据相关专家研究，石斛中的有益成分（倍半萜苷类）能够促进人体某些细胞的增殖；石斛多糖具有免疫增强作用，是一种良好的免疫调节剂。

味咸性寒

《本草纲目》：石斛"味甘、淡、微咸。"《本草更新》："味甘、苦，性微寒"。甘能补虚，苦能泄实，寒能解毒，具有一定的治疗肿瘤的作用。《本草纲目》：石斛"治痈疽排脓内塞"。

据药理研究表明，石斛对多种肿瘤细胞均具有不同程度的抑制作用，并具有一定的抗菌作用。

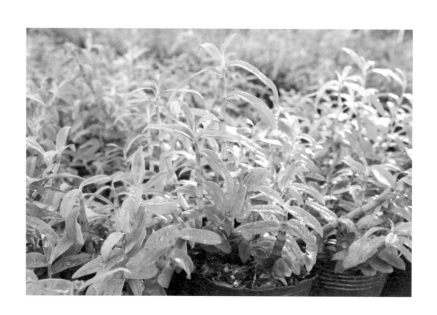

45. 石斛的归经是什么意思？中医说石斛归肾经，又说石斛归胃经，这是什么意思？

归，即归属，指药物作用的归属；经，即人体的脏腑经络。中医所谓的归经，就是指药物对人体某一些部分奏效作用强，而对另一部分作用弱或无作用的一种趋向。是传统中医从药物对脏腑经络病证的治疗效果中总结出来的经验。

2010 版《中国药典》在铁皮石斛的"性味与归经"中记载：甘，微寒。归胃、肾经。

石斛归肾经，就是指石斛对肾有补益作用。

中医认为肾主水，主纳气，主骨生髓，肾藏精，肾主目。石斛可滋阴清热，防治糖尿病。药理研究表明，石斛对肾上腺素、链尿霉素、四氧嘧啶等因素诱导的糖尿病模型具有降血糖作用；石斛可润肺止咳，祛痰镇咳。药理研究表明，石斛具有一定的祛痰和镇咳作用；石斛可壮筋健膝，抗骨质疏松。药理研究表明，石斛水提液能够有效刺激成骨细胞增殖，并显著抑制破骨细胞的生成，能减少骨松质、骨密质矿物质流失和骨密度的减少，具有抗骨质疏松的功效；石斛可益精填髓，抗凝血、舒血管。药理研究表明，石斛具有抗凝血、舒张血管、促进造血功能的恢复等功效。

石斛可益精补虚与抗衰老。药理研究表明，石斛具有显著的抗氧化活性和抗衰老功能；石斛可益智安神，增强记忆、抗疲劳。药理研究表明，石斛能在一定程度上改善记忆，并具有抗疲劳的功效；石斛可益肾明目，抗白内障。随着年龄的增加，肾精渐亏，视物将日渐昏蒙。白内障、年龄相关性黄斑变性等眼病都与肾中精气的虚衰密切相关。石斛味甘寒质润，可升可降，上能润肺胃，下能滋肝肾，故能强腰明目，用治腰膝软弱、阴伤目暗之证。药方可见《原机启微》石斛夜光丸、《圣济总录》石斛散。药理研究表明，石斛对半乳糖性白内障具有一定的预防和治疗作用，石斛散具有抵抗谷氨酸损伤，延缓视网膜神经细胞衰亡过程的作用。

石斛归胃经，就是指石斛对胃有补益作用。

中医认为，胃主收纳腐熟，胃主通降，石斛可生津益胃，治疗胃炎。研究表明，铁皮枫斗颗粒（胶囊）治疗慢性萎缩性胃炎 149 例（颗粒 73 例，胶囊 76 例），症状改善总有效率分别为 98.6% 和 98.7%；石斛可开胃下气，改善胃肠道运动。药理研究表明，石斛能在一定程度上改善胃肠道运动，缓解便秘症状。

46. 铁皮石斛在什么季节吃比较好？一年四季都可以吃吗？

如果是阴虚体质或是因长期阴虚而导致疾病的人，一年四季都可以吃。

四季都需补阴。春季是阴气旺盛的季节，对于阴虚者应调节情绪，使肝气顺达，气血通畅以免使肝阳上亢；夏季暑热则阳亢、气盛，气盛则伤阴。养阴就要保津，这里说的津，就是人体的体液。

秋季气温渐凉，气候干燥，燥盛则干，有伤阴液，令一系列阴虚津液不足的症状加重；冬季是阴长阳消之际，所以顺应冬季阴长的天时，应该给人体补阴。尤其阴虚之体，不要错过冬季这个滋补阴气的好时机。

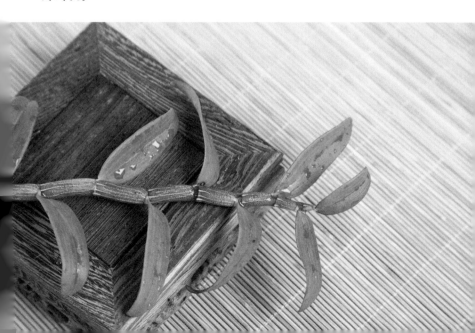

47. 据说铁皮石斛的主要功效是滋阴，适合男性服用吗？

中医说铁皮石斛是滋阴佳品，那么，通常代表阳刚的男性能吃铁皮石斛吗？虽然很多人听说过铁皮石斛的保健养生功效，但对于铁皮石斛的使用范围还不是很清楚。有人认为石斛只有那些有疾病的人才能吃，也有人说铁皮石斛只有女人才能吃，对于石斛的食用对象众说纷纭。

2010版《中华人民共和国药典》对铁皮石斛的"功能与主治"描述为：益胃生津，滋阴清热。用于热病津伤，口干烦渴，胃阴不足，食少干呕，病后虚热不退，阴虚火旺，骨蒸劳热，目暗不明，筋骨痿软。现代医学药理学证实，铁皮石斛在滋养阴津、补益脾胃、护肝利胆、清虚热、强筋壮骨、抑制肿瘤、明亮眼目、滋养肌肤、延年益寿等方面均对人体有益。

铁皮石斛作为名贵中药材，滋阴是主要特色，意思是指滋养阴液的一种治法。适用于阴虚潮热，盗汗，或热盛伤津而见舌红、口燥等症。形体消瘦、头晕耳鸣、唇赤颧红、虚烦失眠、潮热盗汗、喘咳咯血、遗精、舌红少苔，脉细数等症状都是阴虚的表现。因此，滋阴不是女人的事，男人也重要。

　　现代男性经常加班熬夜，用脑过度，烟酒过度，体虚乏力都是常见现象，如果经常食用铁皮石斛，不仅可以强身健体，且对一些疾病也有很好的预防作用。

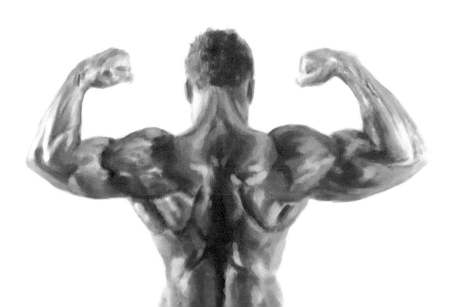

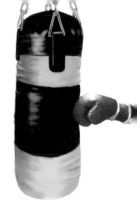

48. 铁皮石斛能增强免疫力吗?

　　在同样的生活环境中，为什么有人容易感染细菌病毒，有人却安然无恙? 免疫力是关键! 虽然人体免疫力是长期形成的，但在病毒流行和疲劳压力的环境下，及时补充一些能够增强免疫力的食物、保健品，仍然可以达到增强免疫力的作用。

　　健康的免疫力，可使人体抵御疾病的防线 "固若金汤"。因为人体自身的细胞具有修复作用，比如风寒感冒不用治疗，七日左右便可以发挥人体修复功能而自愈。调节免疫力，恢复正常免疫功能，类同于中医学提倡的 "扶正固本"，达到 "养正除积" 效果。

　　传统中医认为，铁皮石斛甘味入脾，能滋补强壮，补肝悦脾，提高机体免疫力，增强体质。清代黄宫绣《本草求真》记载石斛："入脾肾，甘淡微苦、咸平，故能入脾，除虚热"；清代汪昂《本草备要》记载石斛 "甘淡入脾，而除虚热"；《神农本草经》、《本草纲目》等都记载石斛有 "补五脏虚劳羸弱" 之功效 。

　　现代药理学研究表明，铁皮石斛对非特异性及特异性免疫均有增强作用；铁皮石斛能增强巨噬细胞吞噬功能，促进淋巴细胞转化，提高机体非特异性免疫和细胞免疫功能；铁皮石斛多糖体外能促进脾细胞增殖，增加 NK 细胞和巨噬细胞活性；体内能升高白细胞总数，促进淋巴细胞产生移动抑制因子。

临床研究采用铁皮枫斗晶、铁皮枫斗颗粒（胶囊）对放、化疗肿瘤患者伴有阴虚证者进行治疗。结果表明，上述铁皮枫斗产品能改善患者的阴虚症状并提高机体免疫力。

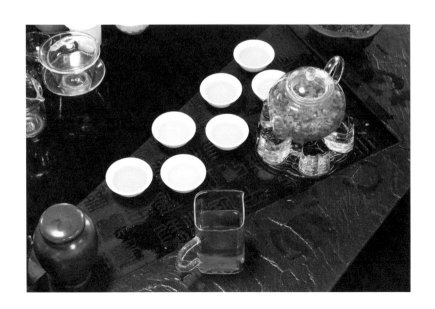

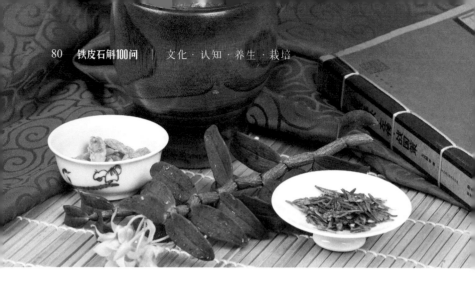

49. 高血压患者能吃铁皮石斛吗？

　　高血压在传统中医中属头痛、眩晕等范畴，按病机不同常分为肝阳上亢型、肝肾阴虚型和脾虚痰瘀型等。《本草纲目》记载石斛"补五脏虚劳羸瘦，强阴益精，久服，厚肠胃，补内绝不足，平胃气……补肾益力，壮筋骨，暖水脏"。《本草备要》记载"甘淡入脾，而除虚热；咸平入肾，而涩元气"。"强阴益精"则能育阴潜阳而治疗肝阳上亢、肝火厥逆上攻所致眩晕；"补五脏虚劳羸瘦"、"补肾益力"可滋补肝肾而用于"上气不足，髓海空虚"所致头晕目眩；"甘淡入脾"、"久服，厚肠胃"则可补脾和胃，用于"脾胃失运，聚湿生痰，气湿中阻，升降失司，上干清窍"所致头痛、眩晕为主症的高血压病。

　　现代药理学研究表明，铁皮石斛提取物具有降低易卒中型自发性高血压大鼠血压、中风发生率，延长生存时间等作用。

　　临床研究发现，铁皮枫斗对中医气阴两虚证高血压病改善症状疗效显著。

50. 铁皮石斛能降血脂吗?

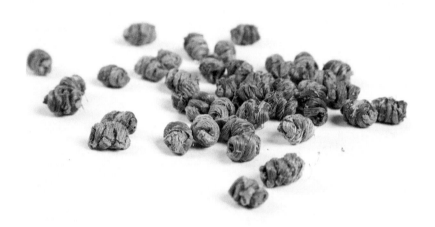

　　高血脂在传统中医中分痰湿内阻、肝胆郁滞、肝肾阴虚 、肝肾阳虚型,铁皮石斛可生津养胃,滋阴清热,润肺益肾,明目强腰。《神农本草经》、《本草纲目》等都记载石斛有"补五脏虚劳羸弱"之功效,对由于肝肾虚弱阻滞引起的高血脂有较好的治疗效果。

　　研究人员在对石斛降血糖作用进行研究时,发现石斛对脂质的代谢异常同样具有调节作用,能明显降低血脂水平,对于脂肪肝、动脉粥样硬化等具有预防作用。张静等研究表明,适宜剂量的霍山石斛胶囊具有明显的调血脂、保护血管内皮和抗脂质过氧化的作用,对高脂血症和动脉粥样硬化的发生有一定的防治作用;李向阳等研究显示,金钗石斛多糖对高脂血症大鼠血脂代谢异常具有调节作用，能够有效减轻高脂血症大鼠肝脏组织的脂肪变性。

高血脂症常常伴有脂质过氧化状态的改变，在动脉粥样硬化病变发生中起着重要作用，石斛可改善机体的脂质过氧化程度从而抑制动脉粥样硬化的发生和发展，这也是其对酒精性肝损伤起到改善作用的原因，并且石斛通过影响人体某些酶的活性，提高高脂血症机体的抗氧化能力，减轻脂质过氧化，进一步对心血管系统起到保护作用；李亚梅等人研究表明铁皮石斛能有效降低小鼠血清中有关脂质含量，降低炎症反应的发生，缓解动脉粥样硬化损伤。

临床研究表明，铁皮石斛能扩张血管，有效促进人体对各种营养物质、维生素和矿物质的吸收，改善新陈代谢，提高身体各器官的生理功能。对促进循环,扩张血管,降低胆固醇和甘油三酯都有明显效果。

51. 铁皮石斛有护嗓作用吗?

《本草纲目拾遗》记载: "石斛清胃除虚热、生津已劳损,以之代茶,功同参芪。"

我国著名体育播音员宋世雄嗓音清脆、流利、宏亮和幽默,令人感到津津有味。原来宋世雄保护嗓子的妙法是北京著名中医专家刘渡舟教授介绍的。铁皮石斛具有益胃生津,养阴生津,养阴清热的作用。嗓子不好,中医称咽喉不利,大部分是虚而有火,用药须要又补又清。胖大海虽能清火,却不能补,铁皮石斛则又能清又能补,所以嗓子不好时,用铁皮石斛最宜。据称当年著名京剧表演艺术家梅兰芳常饮石斛,嗓音甜美,圆润,经久不衰。

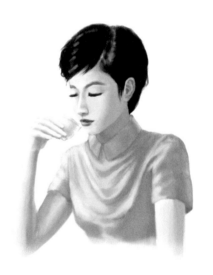

52. 铁皮石斛对治疗女性产后虚损有效果吗?

生孩子是女性人生中的一件大事,产妇在分娩过程中要忍受肉体上的痛苦,承担体力上的消耗,产后女性容易出现阴虚火旺等症状,如月子期间怕热、手足心发热、出汗多、夜间口干咽燥、总想喝水、眼睛干涩、大便干结、口腔溃疡、容易烦躁和失眠等。因此,产后女性应及时进行食疗调理,为产后恢复及长远健康打下一个坚实的基础。

从中医的角度讲,血代表阴,因为生产时的用力与出血、体力消耗,产妇处于"血不足,气亦虚"的状态,最容易引起阴虚阳亢,从而引发上述症状。产后虚汗不止,是因为阴气虚阳气旺导致的;分娩过程中失血过多,阴气受损,阳气上亢才会出现虚汗、眼睛干燥、口干咽燥等表象。产后气血两亏,元气消耗,需要产后的休养才能恢复。如果失于调养,某些病症会伴随女性一生,无法根治,因此产后的调理是不能忽视的。

产妇进行饮食调养要循序渐进,身体恢复需要科学的饮食调养,不仅要补充足够的营养素,还要根据虚损的程度来搭配饮食治疗。

产后脾胃多虚,饮食必须适度,以富有营养而易消化为原则,不能因"产后大虚"而大补,否则势必会损伤脾胃,忌食肥甘油腻食品。铁皮石斛是滋阴效果最好的传统中药材,适合女性产后平补。产后出现的盗汗、口干咽燥、便秘等症状都是阴虚阳亢,心火上浮而诱发的,铁皮石斛有效调节产妇身体的阴阳平衡,养血救津。用铁皮石斛和乌鸡、排骨、猪蹄、鱼等食材煲汤,既能补气又能养阴,滋肾阴,补肾气，更有滋阴养血的功效，能够让产妇因失血过多阴气消耗后把阴津补回来，还能促进乳汁分泌。另外，铁皮石斛对于产妇还有镇静心神功效，下心火等五脏虚火，很好地改善了产妇手脚心热、心情烦躁，难以入眠等症状。

产后快速恢复靓丽的容颜和苗条身材是每一个产妇都渴望的。铁皮石斛除了上述功效外，对于产妇美容、去除妊娠斑、消除妊娠纹、快速恢复皮肤弹性也有一定效果。新鲜的铁皮石斛茎中有大量的胶质物，胶质里面富含铁皮石斛活性多糖、铁皮石斛碱等有效成分。孕期肚皮和脸上的肌肤损伤严重，原来整齐有序的肌肤细胞因外力造成细胞纤维断裂、损伤，所以产后皮肤是松弛的，脸上有色斑，肚皮上有妊娠纹，铁皮石斛胶质物被人体吸收后，能够促进表皮肌肤细胞纤维新生，让皮肤回复原来的紧致与细腻。同时，铁皮石斛养肝活血，促进产妇孕期体内毒素的排除，脸上的斑点也会随着消失，恢复往日神采。

北宋官修医方书《太平圣惠方》中记载的石斛浸酒、石斛丸，北宋医书《政和圣济总录》中的石斛丸、石斛汤均用于产后虚损等症。

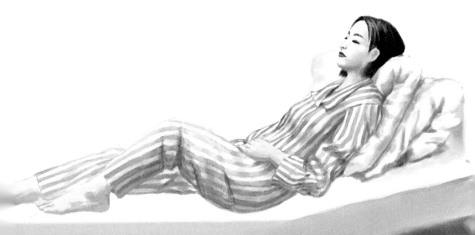

53. 铁皮石斛能够明目吗?

　　2010 版《中国药典》在铁皮石斛的"性味与归经"中记载：甘，微寒。归胃、肾经。

　　传统中医认为，肾主目，我国宋元时代的眼科专著《秘传眼科龙木论》说，"眼虽属五脏，而五脏之中肾最为贵"，"肾为目之主"。肾精充足，才能辨析万物，视觉敏锐。"肾气衰则五脏皆病，攻于眼目之病，其系首重"。另外，肝"开窍于目"，眼睛的生理病理与肝阴充盛与否关系密切，铁皮石斛具有滋阴护肾养肝的功能，故被历代医家用做养护眼睛的佳品。

　　铁皮石斛与其他药物配伍使用可以增强其滋阴明目的作用，如与生地、熟地、决明子、枸杞子等 26 味药制成的石斛明目丸，为眼科常用药，有平肝清热、滋阴明目的功效。以铁皮石斛、人参、山药、茯苓、苁蓉等 25 味中药组成的石斛夜光丸，具有滋阴补肾、清肝明目的作用，常用于肝肾两亏，阴虚火旺所致的视物昏花。

　　随着年龄的增加，肾精渐亏，视物将日渐昏蒙。白内障、年龄相关性黄斑变性等眼病都与肾中精气的虚衰密切相关。石斛味甘寒质润，可升可降，上能润肺胃，下能滋肝肾，故能强腰明目，用治腰膝软弱、阴伤目暗之证。药方可见《原机启微》石斛夜光丸、《圣济总录》石斛散，《丹溪心法》生熟地黄丸，《道生八笺》神妙膏等。

现代药理实验证实，铁皮石斛的抗氧化作用还能延缓糖尿病性、半乳糖性白内障的发展，从而起到一定的治疗作用。李秀芳等研究表明，石斛多糖对糖尿病性白内障大鼠眼球晶状体组织具有抗氧化作用，从而对糖尿病性白内障具有一定治疗作用；此外，石斛提取物丁香酸通过抑制醛糖还原酶的活性从而控制预防糖尿病性白内障病情的发展，具有十分明确的功效。

北京大学医学院生化教研室实验的结果表明，石斛不仅对半乳糖性白内障有延缓作用，而且还有一定的治疗作用，其保持晶状体的透明度为 36.8%。进一步的研究证实，石斛可使白内障晶状体中的醛糖还原酶的活性明显提高，并使多种酶的活性基本恢复到正常，表明石斛对半乳糖所致的酶活性异常变化有抑制或纠正作用。

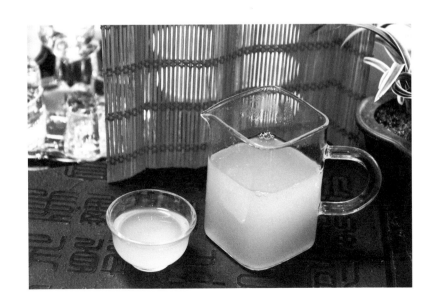

54. 铁皮石斛能抗衰老吗?

中医对于衰老有过很多研究,早在《黄帝内经》中就指出:"年四十,而阴气自半也,起居衰也",后续学者总结出阴虚生火与衰老学说,津亏生燥与衰老学说,都说明了"滋阴生津"为延缓衰老的要法。《本草纲目》记载"强阴益精"之石斛能"轻身延年……补肾益力,壮筋骨"。《本草续疏》云"久服厚肠胃,轻身,延年"。说明石斛的延缓衰老作用早已被古代医家所认识。

现代药理研究表明,石斛具有较为显著的体内、体外抗氧化活性。福建中医药大学生化教研室施红教授、广州中医药大学梁颖敏等利用家兔、小鼠研究铁皮石斛抗衰老作用的实验表明,铁皮石斛具有明显的抗衰老作用。进一步的研究表明,铁皮石斛抗衰老的作用机制之一就是通过增强血液中抗氧化酶的活性来实现的。

现代医学研究提出"清除自由基抗衰老"学说,认为人类的衰老与自由基氧化密切相关。铁皮石斛多糖对肝微粒体脂质过氧化具有抑制作用,且具有较强的清除羟自由基和超氧阴离子作用,并对 H_2O_2 诱导的红细胞氧化溶血也具有一定的保护作用。铁皮石斛表现出良好的抗氧化效果,从而从侧面验证了其延缓衰老的作用。

55. 铁皮石斛对肠胃有什么益处?

中医认为"脾胃为后天之本",胃为"水谷之海",主受纳,腐熟水谷,水谷精微之气,经脾运化以充养全身。胃为阳土,喜润恶燥,《神农本草经》就有"久服厚肠胃"的记载,梁代陶弘景说,石斛"平胃气,长肌肉"。《本草再新》认为石斛专"理胃气,清胃火",因此,人称之为"肠胃药"。

现代药理实验也证实,以铁皮石斛为主要原料制成的铁皮枫斗晶能明显促进大鼠胃液分泌,增加胃酸和胃蛋白酶的排出量,并能增强小鼠小肠推进,软化大便。

据临床观察发现,铁皮枫斗颗粒(胶囊)治疗慢性萎缩性胃炎气阴两虚证的临床疗效明显优于对照组。

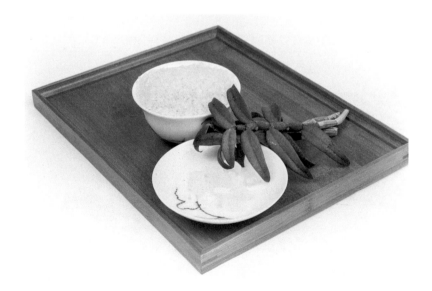

56. 铁皮石斛对肝胆有什么益处?

　　石斛,味甘,微寒。归胃,肾经。《医宗必读·乙癸同源论》曰"壮水之源,木赖以荣"。中医素有肝肾同源之说,石斛归肾经,滋阴补肾,水充木荣,肝体得养。《金匮要略》云"见肝之病,知肝传脾,当先实脾",故治肝先实脾。石斛甘淡入脾,益胃生津,培土木荣,健脾养肝。

　　王爽、李婵娟等对石斛多糖的抗氧化活性研究发现,石斛多糖可有效改善肝功能;此外,铁皮石斛能够通过提高肝脏中两种酶的活性,以及影响血清和肝脏中其他物质的量,达到改善动物酒精性肝损伤的作用;汤小华等研究发现铁皮石斛和铁皮枫斗对急性肝损伤模型小鼠具有抗氧化作用。吕圭源等研究发现,不同剂量铁皮石斛及铁皮枫斗能够降低慢性酒精性肝损伤模型小鼠血清中丙氨酸氨基转移酶(ALT)、天冬氨酸氨基转移酶(AST)和胆固醇(TC)的水平,说明石斛在一定程度上能够改善相应模型动物的肝功能。

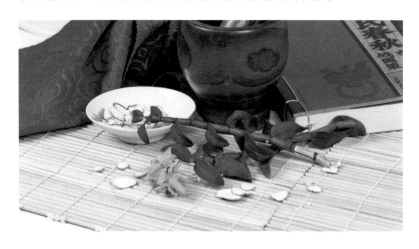

57. 铁皮石斛能补肾吗?

肾阴虚是最常见的阴虚表现之一。清代赵学敏《本草再新》:"除心中烦渴,疗经肾虚热"。意思是铁皮石斛可祛除心中烦渴,治疗经络和肾脏系统由阴虚造成的虚热。明代医学家李中梓《本草通玄》:"甘可悦脾,咸能益肾,故多功于水土二脏"意思是"甘甜的药性有益于脾胃功能的增强,咸的味道能够补益肾脏系统,因此最大的功效在于补益肾脏和脾胃系统。"铁皮石斛补养肾脏系统,使气血、精神等充足,并进一步为全身循环输送营养、提供协助能力,使人神采奕奕,对于男性性功能和女性卵巢保养也有非常良好的促进作用。

中医学认为:肾藏先天之精气,是生命的本原,为先天之本,它与人的生长发育及人类的繁衍都有紧密的联系。人体的呼吸运动虽然是由肺所主,但也需要肾的纳气机能协助。在病理上,肺气久虚与肾气不足是相互影响的,以致于出现气短、气喘、呼多吸少等肾不纳气的病理变化。肾阴充足,上滋于肺,使肺阴充足。肺阴不足与肾阴不足,既可以同时出现也可以互为因果,并最终导致肺肾阴虚生内热,如咳喘不止、多痰等均属于肺肾阴虚的症状。

肾所藏先天之精及其所化生的元气,有赖于后天脾胃运化营养的不断充养和培育。病理上,脾气虚弱与肾气亏虚,多出现生长发育迟缓或未老先衰;两脏气虚,多出现腹胀、大小便失禁、虚喘乏力;两脏阴虚就会出现食欲不振、腰膝酸软、手脚冰凉等症状。

　　铁皮石斛归经全面，其所含营养和有效成分利于人体吸收。铁皮石斛在脾胃的超强吸收和转化功能，为肾提供了源源不断的营养，经过日积月累的灌溉与滋润，先天之本就充足起来，并进一步为全身循环输送营养、提供协助能力，使人精力充沛、神采奕奕。

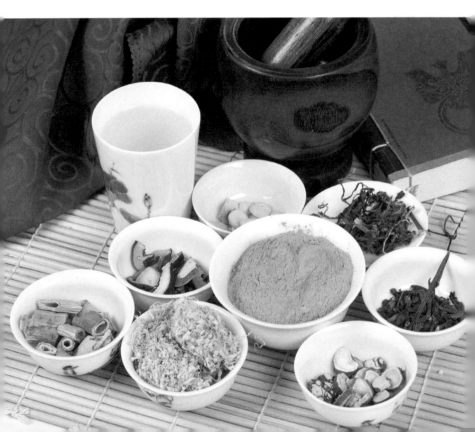

58. 糖尿病人能吃铁皮石斛吗?

　　传统中医将具有多饮,多食,多尿,久则身体消瘦或尿有甜味为主要症状的一类病症,称为"消渴",而消渴症包括糖尿病。石斛养阴清热润燥,自古以来就是治疗消渴(糖尿病)的专药。石斛还能和其他有效中药成分按照合适的比例组成复方发挥降血糖的作用,石斛及其复方制剂的降血糖作用在模型动物和临床治疗中都得到了很好的证明。

　　在《黄帝内经》中提出治法以"养阴生津,平衡阴阳"为主。《本草正》云:石斛"能退火,养阴,除烦……亦止消渴热汗"。《中药大辞典》记载石斛"清热养阴,用于热病伤津,口干烦渴"。

　　近年来,石斛合剂降低血糖的功能受到越来越多的关注,与其他中药配伍不但能够减轻因长期大剂量使用石斛造成的胃肠道副反应,还能增强降血糖的疗效。临床研究表明,石斛合剂不但能降低 O 型糖尿病患者的血糖,并对其胰岛素抵抗具有明显的改善作用。

　　现代病理研究证明,石斛及石斛合剂降血糖的作用机制主要是通过作用于胰腺组织、调节胰岛素的分泌并且增加外周组织对胰岛素的敏感性实现的。此外,除了保护胰腺组织、调节胰岛素分泌外,石斛及其合剂还作用于血糖的代谢过程,并能够减少因高血糖代谢的一些对机体有害的物质,改善高血糖引发的并发症。

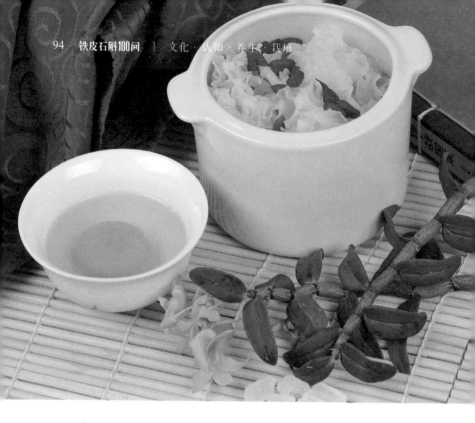

　　张崇暇等1995年初对中国科学院100位院士、科学家服用铁皮枫斗晶后进行疗效观察，发现该药对阴虚内热、口干舌燥、咽喉疼痛、失眠、盗汗、疲乏、小便短赤、大便干结等症状，尤其对口干舌燥、失眠、疲乏有较好疗效，表明该药有良好的滋阴生津作用，对阴虚内热体质者疗效显著，可作为老年体质衰弱、糖尿病等患者的辅助用药。

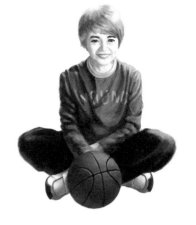

59. 小孩子能吃铁皮石斛吗？

随着人们生活水平的提高，对下一代健康的重视，很多家长想对孩子身体进行调理，以增强体质、预防疾病，让孩子拥有一个健康的体魄。但又担心乱服滋补品，是否会影响小儿骨骼的生长或致性早熟？那么，儿童能否服用铁皮石斛来强身健体呢？回答是肯定的！

铁皮石斛对一些慢性疾病、体质虚弱的亚健康人群来说，具有剂量较小、便于久服、服用适口、生物利用度较高等优点。故而对于儿科的一些慢性病、体质虚弱的患儿，需长期中药调理者尤为适宜。

任何内外环境的刺激或生活起居的改变均可导致小儿患病。如有的小儿反复呼吸道感染或咳嗽缠绵；有的小儿形瘦面黄，身材矮小，胃纳不馨等；有的小儿易反复外感，免疫功能较差，容易发生呕吐、腹泻，消化能力不足，容易感受多种传染病，需要有针对性地对小儿肺、脾、肾等脏腑进行调补，分清其阴阳虚实寒热的不同，进行补肺健脾益肾的治理。铁皮石斛是针对小儿禀赋不足、脏腑娇嫩、稚阳未充、稚阴未长等诸种薄弱环节，结合小儿不同的体质，综合既往病史及身体现状进行立方遣药，调整小儿脏腑阴阳气血，祛除痰瘀食积，所拟定的调补处方。

　　铁皮石斛是益胃生津药。对小孩脾胃病中常见的致病菌有较好的抑制作用。小儿的生理特点是脾胃常常不足，而铁皮石斛的消化吸收也有赖于脾胃功能的正常运转，因此临床用药更需细心顾护。服用铁皮石斛最好从小剂量开始，每天早晨约服用2克铁皮枫斗，空腹服用，服用1周后可在晚上临睡前再增加1次。主要是让胃肠有个适应过程，也可观察药物的不良反应。另外还需要配合饮食调理，并做到劳逸结合、适度运动，这样才能使石斛的作用发挥至最佳，从根源上增强小孩的体质，提高身体的免疫力。

　　另外，石斛具有滋阴养目的功能，被历代医家作为养护眼睛的佳品。现代药理学研究证实：石斛对保护少儿视力有明显效果。在民间，鲜铁皮石斛功效主要用于小儿发热、目赤肿痛，虚火牙痛，特别是小伢儿发热，从古到今是民间的特效药。

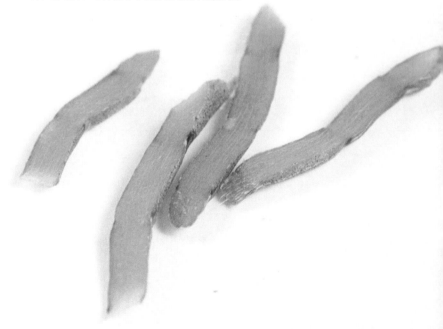

60. 肿瘤病人能吃铁皮石斛吗?

肿瘤病人可以服食铁皮石斛制品作为辅助治疗。

《本草纲目》记载石斛"味甘,淡,微咸"。甘入脾擅补虚,扶正固本;咸能软,能下,对肿瘤具有一定的作用。现代研究也表明,铁皮石斛提取物具有抗肿瘤作用。另外,铁皮石斛中联苄类和菲类成分也具有抗肿瘤作用。目前临床上,更多地将铁皮石斛应用于恶性肿瘤的辅助治疗,用于减轻肿瘤患者化疗、放疗所致的副作用,增强免疫力,提高患者生存质量。

铁皮石斛的"养阴生津"之功效可用于癌症患者尤其是在放疗和化疗过程中,或治疗后出现的阴津耗损症状。同时"益胃生津"的铁皮石斛,具有益气健脾作用,可减少化疗所致的胃肠道反应,减轻化疗对造血功能的损伤。临床观察发现,以铁皮石斛为君药,佐以西洋参制成的铁皮枫斗制品均能显著改善放、化疗肿瘤患者的气阴两虚、肝肾阴虚症状,减轻放化疗所致的副反应,提高患者生存质量。

陈晓萍等通过80例肺癌放、化疗患者结合铁皮枫斗制剂的治疗,表明铁皮枫斗制剂对气阴两虚证及肺癌患者症状改善效果显著;张沂平等观察30例阴虚肿瘤患者放、化疗,同时结合铁皮枫斗晶治疗对症状及免疫指标的影响,结果表明,铁皮枫斗晶治疗肿瘤患者的气阴两虚、肝肾阴虚疗效确切,同时可以调节肿瘤患者的免疫功能特别是对放化疗肿瘤患者伴有阴虚证者具有很好的对症辅助治疗效果。

　　姚庆华等对 20 例肿瘤化疗阴虚患者用铁皮枫斗颗粒干预治疗，结果表明铁皮枫斗颗粒能改善肿瘤化疗患者烦躁、口干、舌红少津等阴虚症状，同时也能提高肿瘤化疗患者的机体免疫功能。

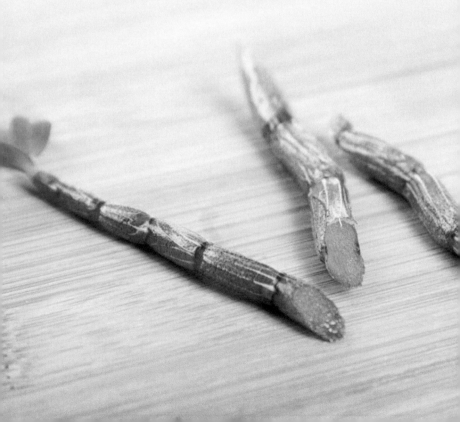

61. 铁皮石斛能清肺吗?

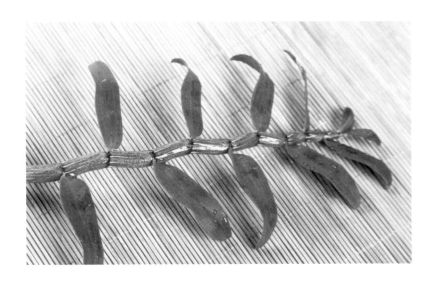

近几年,由于环境污染逐渐加重,食物安全问题越发明显,人们所犯的疾病越来越多,而肺炎就是其中之一。

肺部要处理呼吸的空气,很容易受到空气中致病微生物的感染和过敏性药物刺激,肺炎患者的初期临床表现是刺激性干咳,然后是胸痛及呼吸困难,再严重一点的是恶心、呕吐、腹胀等症,更严重的表现是神志模糊、烦躁、昏迷等。根据对肺炎患者的统计数据显示,最近几年患肺炎的人数越来越多,并且有进一步扩大的趋势。采取措施遏制住患肺炎趋势的蔓延是十分必要的,想要遏制住这种趋势,降低肺炎的发病率,并且能有效治疗已经患肺炎患者,不妨试试铁皮石斛,这棵神奇的"仙草",可以让肺炎无处藏身。

《中华人民共和国药典》(2010 版)记载:铁皮石斛具有益胃生津,

滋阴清热的功效，用于热病津伤，口干烦渴，胃阴不足，食少干呕，病后虚热不退，阴虚火旺，骨蒸劳热，目暗不明，筋骨痿软等症，而中医所说的"热病津伤"，正是肺炎的表现。因此，铁皮石斛对于防治肺炎具有很好的效果；它不仅能迅速地作用于人体内分泌系统，提高人体的抵抗能力，有效治疗肺炎，还能排出人体内可能引发肺炎的毒素垃圾，从而达到防治结合的目的。

李时珍在《本草纲目》中系统总结了石斛功效："味甘，平，无毒。主伤中，除痹下气，补五脏虚劳羸弱，强阴益精。补内绝不足，平胃气，长肌肉，逐皮肤邪热痱气，脚膝疼冷痹弱，定志除惊。轻身延年。"并介绍了一个清肺补脾的小方子：每以二钱入生姜一片，水煎代茶，甚清肺补脾也。"

李慧林等人观察了铁皮枫斗晶对动物呼吸道排泌及咳嗽的影响，发现铁皮枫斗晶能明显促进小鼠气管酚红排泌和家鸽气管内墨汁运动速度，能抑制氨水引起的小鼠咳嗽，表明铁皮枫斗晶具有祛痰和镇咳作用。

62. 铁皮石斛能强壮筋骨，抗疲劳吗？

《神农本草经》、《本草纲目》中都有石斛"补五脏虚劳羸弱"的记载，其他如《日华子本草》"治虚损劳弱，壮筋骨"。《药性论》"养肾气，益力"，《本草纲目拾遗》"已劳损"，《本草备要》"补虚劳"，都说明石斛具有抗疲劳，强身健体之功效。

现代研究表明，铁皮石斛能显著延长小鼠负重游泳时间，降低血乳酸和肌酸激酶水平，提高运动耐力和加速消除疲劳。研究人员对以铁皮石斛为主要原料的铁皮枫斗相关产品进行了抗疲劳作用研究，均显示出良好的抗疲劳效果。

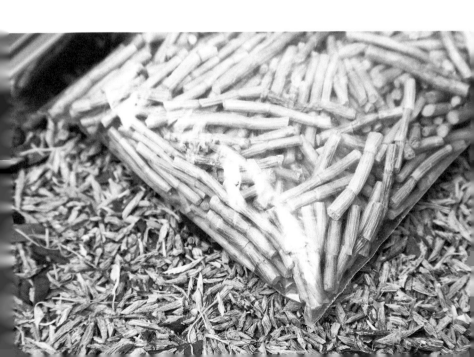

63. 铁皮石斛有助于改善睡眠吗？

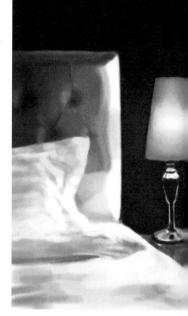

　　现代都市生活更容易造成阴虚火旺，失眠成为主要的健康杀手之一。短时期的失眠对身体并无大碍，但是如果长时间的失眠，则会造成身体的各种损伤。目前很多长期失眠的患者喜欢用安眠药来缓解失眠，短期内安眠药可能会有些效果，但是，长期服用安眠药会有副作用，可能会损伤肠胃、肝脏和肾脏。

　　中医认为失眠是由于阴阳失调所致，即阴虚不能够抑制阳火而导致的。失眠的人往往肝火旺、心肾不交、心火过旺、肺虚燥热、脾胃不和。所以，要想解决失眠问题，则应该滋阴降火。阴气不足，不能牢牢控制住阳气，就会导致入睡困难，入睡后容易做梦，容易惊醒，醒后入睡困难，所以睡眠质量差一定要侧重补阴。而铁皮石斛在补阴的效果方面尤为突出。

　　铁皮石斛是补阴的佳品，其有滋阴降火的功能，能够有效改善睡眠质量，使人入睡变得容易，入睡后不容易醒，能够从根本上解决睡眠问题。

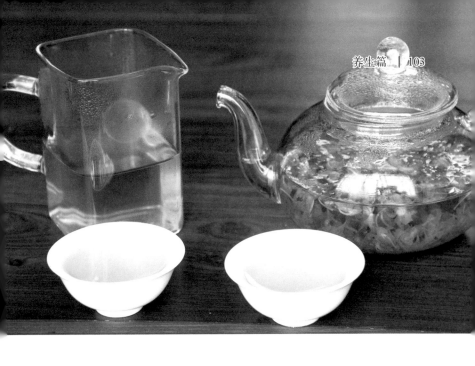

64. 女性更年期能吃铁皮石斛吗?

更年期是每个女性必经的一个阶段,对一些女性来说,更年期是一个特殊和难熬的时期。更年期女性的身体和心理都会出现一个大的转变,会出现月经不规则、潮热、多汗、心悸、尿频、骨质疏松、发胖、脾气暴躁、情绪不稳定、记忆减退、易怒、抑郁等一系列综合征。女性更年期的痛苦不言而喻,那么处于更年期的女性应该怎样调理?接近更年期的女性又该怎样保养延迟更年期呢?其实只要在饮食、生活习惯上进行调节,就能达到意想不到的效果。

由于工作和生活压力、生育、流产等原因,很多女性刚过30岁,面部就开始出现色斑、皱纹等,乳房干瘪萎缩,松弛,分泌减少,性机能减退,失眠,烦躁等更年期症状。甚至很多人在35岁左右就提前进入更年期,更年期的提前预示着衰老的提前。中医辨证认为,更年期综合征是肾气不足，天癸衰少，以致阴阳平衡失调造成的。用现在的话来说就是阴津减少、肾气渐衰，体内阴阳平衡被打破，气滞血瘀、心情不畅、肺腑气血失调引起的连锁病症。因此在调理的时候，以滋阴，补肾气，调节身体的阴阳平衡为主。药材选择上应注意清热，不宜过于苦寒，祛热不宜过于辛热，坚决不能使用攻伐的药物。

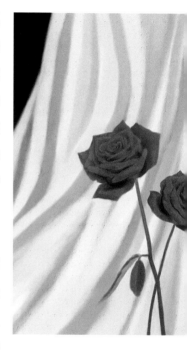

研究发现，铁皮石斛对女性更年期调理作用很明显。铁皮石斛中含有大量的呈胶质状的铁皮石斛活性多糖、铁皮石斛生物碱、铁皮石斛菲类以及人体必需的氨基酸，这是其他中药材和食材无法替代的，铁皮石斛活性多糖是一种天然的抗氧化剂和免疫增强剂，能大幅度提高人体 SOD 水平，清除自由基，减缓女性衰老的速度，驻颜美容。此外，铁皮石斛中的有效成分还能保护卵巢，长期服用可以起到补血滋阴的效果，能缓解更年期综合征带来的痛苦，有效延迟女性的更年期。

历代中医的记载中，铁皮石斛的功效有很多，滋阴是精髓。其实随着社会节奏的不断加快，生活压力随之也增大，大多数人都呈现出阴虚的体质，更年期的女性就是其中一大群体。古代用水来形容女性的根据在于女性是靠充足的阴津来维持最好的状态，更年期的女性首要问题就是阴津损耗，肾气不足，铁皮石斛滋养阴津、护肝肾的功效正好对症下药。另外，铁皮石斛能活润气血，活络筋脉，泻心火和胃火，大家都知道气血活、静脉舒畅，体内蕴藏的邪火就能得到驱除，加上镇静的功效，如此一来，受更年期综合征折磨女性的部分痛苦就会得到缓解。

更年期或临近更年期除了药材调理以外，还要兼顾起居调养、心理调养和饮食调养。生活要有规律，劳逸结合，保证充足的睡眠，要以乐观积极的心态来对待更年期，认识到更年期一些症状的出现是不可避免的，不必过分焦虑，消除思想负担，以保持愉快的精神和稳定的情绪。饮食方面应该以清淡为主，多吃富含蛋白质的食物，可以在饮食中配合铁皮石斛进行食疗。

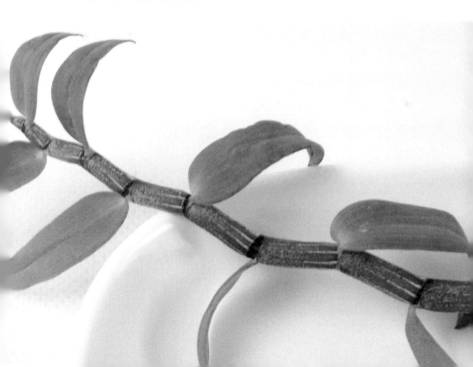

65. 铁皮石斛有助于美容吗？

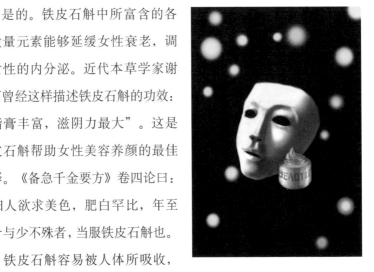

是的。铁皮石斛中所富含的各种微量元素能够延缓女性衰老，调理女性的内分泌。近代本草学家谢宗万曾经这样描述铁皮石斛的功效："脂膏丰富，滋阴力最大"。这是铁皮石斛帮助女性美容养颜的最佳诠释。《备急千金要方》卷四论曰：凡妇人欲求美色，肥白罕比，年至七十与少不殊者，当服铁皮石斛也。

铁皮石斛容易被人体所吸收，能够调理肾脏、肺部等各个器官。肺主皮毛，我们的肺部健康，皮肤就会看起来年轻，肾为生命之根，肾脏健康，人就会看起来充满活力。

铁皮石斛还曾经是武则天用来美容养颜的宫廷秘方。武则天深知铁皮石斛的功效，经常喝铁皮石斛茶滋养身体，甚至到了八十高龄却依然面部红润不显老。

需注意的是，月经期的女性是不适宜服用的，因为铁皮石斛性微寒，女性在月经期食用时容易出现痛经，请女性朋友多加注意。

66. 都说铁皮石斛治疗阴虚，那什么是阴虚，主要有哪些症状（怎么知道我是不是阴虚体质）？

阴虚，为中医名词术语。是指由于阴液不足，不能滋润，不能制阳引起的一系列病理变化及症候。临床可见低热、手足心热、午后潮热、盗汗、口燥咽干、心烦失眠、头晕耳鸣、舌红少苔，脉细数等症，治以滋阴为主。若阴虚火旺者，宜养阴清热。阴虚可见于多个脏器系统组织的病变，常见者有肺阴虚证、心阴虚证、胃阴虚证、脾阴虚证、肝阴虚证、肾阴虚证等，以并见各脏器的病状为诊断依据。

阴虚严重者可导致亡阴证，症状为：汗热而黏、呼吸短促、身畏热、手足温、躁妄不安、渴喜冷饮，或面色潮红、舌红而干、脉细数无力。此属体液大量消耗而表现出的阴津枯涸的病变，为危重症候，应及时予以滋阴补津。

下面这些简单的症状，或许可以帮助您测试自己是否处于"阴虚"体质。若超过 3 项，便基本可判断为阴虚体质：

1、夜间烦躁不能入睡

2、四肢困倦，时常感到头重脚轻

3、脸上冒火，两颊潮红或偏红，

4、常感到眼睛干涩，口干咽燥，喝水后仍不解渴

5、性情急躁，冲动易怒

6、排便不爽或尿色发黄

7、皮肤容易瘙痒

67. 铁皮石斛对现代白领亚健康及烟酒过量人群有什么作用?

所谓亚健康是一种临界状态, 处于亚健康状态的人, 虽然没有明确的疾病, 但却出现精神活力、适应能力和反应能力的下降, 如果这种状态不能得到及时的纠正, 非常容易引起心身疾病。

在中医看来, 亚健康的人很多都是因为虚火旺, 而身心健康需要达到阴阳平衡, 所以处在亚健康群体的人就需要滋阴, 而铁皮石斛则是滋阴的良方。铁皮石斛能够调节体内各种脏器官, 维持稳定的状态, 促进新陈代谢的正常运行, 提高身体的免疫力, 增加对各种疾病入侵身体的抵抗力, 给亚健康人士一个好的体质。其次是心理方面, 铁皮石斛富含有多种氨基酸, 多糖及微量元素, 这些物质能促进大脑皮层细胞的分泌量, 有效消除亚健康人士的抑郁状态, 使其感觉神清气爽, 恢复对生活的信心。

现代社会,工作生活压力很大,很多人加班熬夜、烟酒过度,久而久之,极易伤肝肾, 而服食铁皮石斛, 可提高人体免疫功能, 有助于保持和恢复酒量; 酒后服铁皮石斛有助于醒酒养胃。临床上, 常用于治疗酗酒性胃炎、慢性萎缩性胃炎。《备急千金要方》中铁皮石斛方《泻肺散》主治"酒客劳倦, 或出当风, 喜怒气舍于肺, 面目黄肿, 起即头眩, 咳逆上气, 时忽忽欲绝, 心下弦急, 不能饮食, 或吐脓血, 胸痛引背, 支满欲呕。"

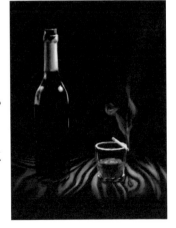

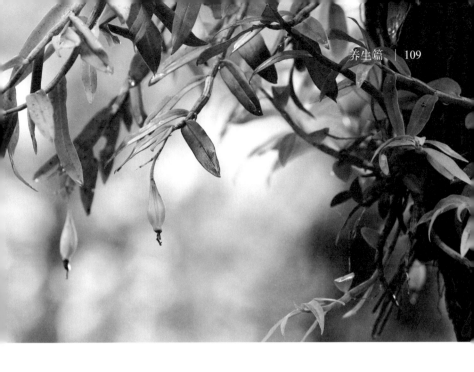

68. 铁皮石斛含有哪些有益物质?

根据李燕、陈晓梅等人的研究，在铁皮石斛中发现有多糖及小分子成分74个，包括26个芪类及其衍生物，17个酚类化合物，7个木脂素类化合物，以及酚苷类、核苷类、黄酮、内酯等结构类型的化合物。

这些成分中对人体有益的主要成分为石斛活性多糖、石斛碱、石斛菲、多种氨基酸、钙、铁、锌、硒等微量元素，铁皮石斛具有抗衰老、抗肿瘤、降低血糖、提高免疫功能等作用，对恶性肿瘤、胃肠道疾病、糖尿病、白内障、关节炎、血栓闭塞性脉管炎及慢性咽炎等疾病具有很好的疗效，因此，被国际药用植物界称为"药界大熊猫"。

69. 铁皮石斛的多糖含量是什么意思?

石斛多糖是铁皮石斛的主要成分,多糖含量的高低是目前判断铁皮石斛质量的主要依据,《中国药典》规定铁皮石斛多糖含量不得少于 25%,多糖含量越高,质越重,嚼之越有黏性,质量更优。研究发现凡达到传统标准"质重,嚼之黏牙,味甘,无渣者为优"的样品中多糖含量均高于 30%。

铁皮石斛多糖在同一植株不同部位、生长期及不同来源植株中含量均不同。一般来说,茎中多糖含量最高,其中,又以 2～3 年生茎中多糖含量最高;不同的石斛品种,多糖含量也不同。华允芬等发现铁皮石斛总多糖和水溶性多糖含量高于细叶石斛和细茎石斛;铁皮石斛茎的上、中、下 3 部分总多糖和水溶性多糖含量较高,3 个部位之间差异不大,但根部含量很低,尤其是水溶性多糖,含量不足 2%,只有茎部的 13% 左右,说明传统用药上铁皮石斛以茎为入药部分在化学成分分析上是合理的。

　　李彩霞等比较不同采收期铁皮石斛中多糖的含量后发现，铁皮石斛的采收以冬季为佳；黎万奎等对不同来源铁皮石斛的化学品质进行比较，发现人工栽培铁皮石斛总多糖含量与野生铁皮石斛相近，分别为 25.31% 和 29.38%，说明人工栽培铁皮石斛与野生铁皮石斛的主要药用价值相差不大。

　　铁皮石斛多糖主要由葡萄糖、半乳糖、甘露糖、木糖、阿拉伯糖、鼠李糖、葡萄糖醛酸、半乳糖醛酸等单糖组成，研究表明，铁皮石斛多糖具有抗氧化、抗炎、抗肿瘤、增强免疫功能等功能。

70. 铁皮石斛列入"药食同源"名单了吗?

　　药食同源是国家食品药品监督管理部门会同卫生部门根据中药材的安全性、稳定性、可靠性一起制定的既可做药材入药、又可作为普通食品食用的中药材目录。

　　根据《卫生部关于进一步规范保健食品原料管理的通知》(卫法监发[2002]51号)的规定,铁皮石斛还未被列入既是食品又是药品的物品名单,而是被列为"可用于保健食品的物品名单"。

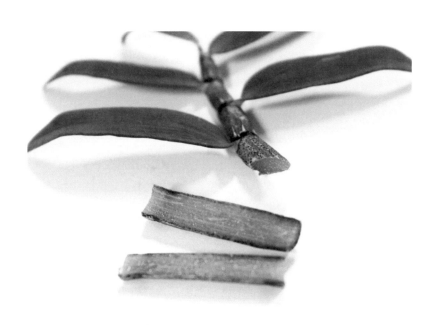

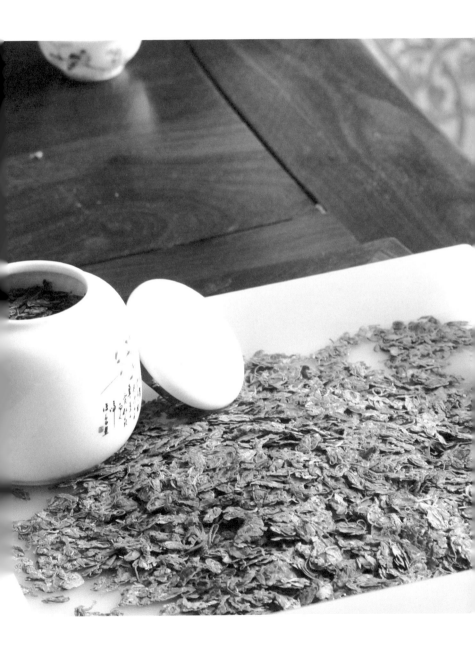

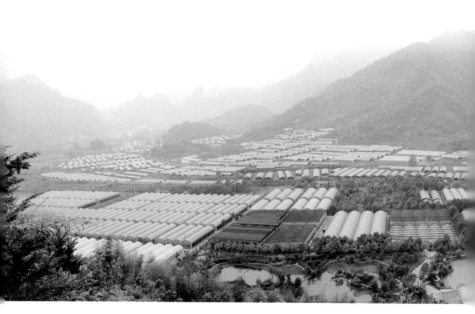

"寿仙谷"药业铁皮石斛生产基地

铁皮石斛100问

栽培篇

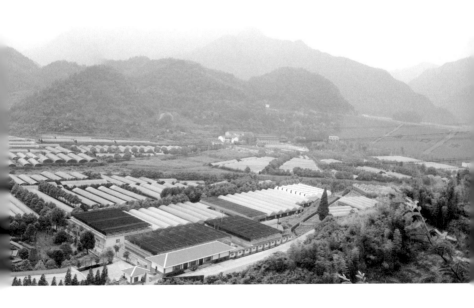

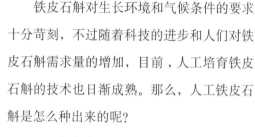

71. 人工铁皮石斛是怎么种出来的?

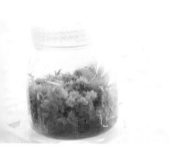

铁皮石斛对生长环境和气候条件的要求十分苛刻，不过随着科技的进步和人们对铁皮石斛需求量的增加，目前，人工培育铁皮石斛的技术也日渐成熟。那么，人工铁皮石斛是怎么种出来的呢?

一、组织培育。运用无性繁殖技术，经精心培养、后续组培转接得到瓶苗。整个过程十个月到一年。

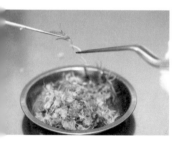

二、炼苗和洗苗。要先进行一段时间的（一般为2～3周）炼苗，把瓶苗放到合适位置慢慢适应自然环境变化，完成从封闭环境到开放环境的过渡。将培养基和苗从瓶中取出，把污染苗和优质苗分开放置，用清水洗两三次，直至洗净培养基和琼脂。然后用准备好的消毒液对根部进行彻底的消毒。消毒后放置在通风的地方晾干水分，等待移栽。

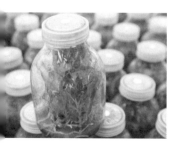

组培快繁种苗

三、基质的准备。移栽铁皮石斛组培苗要选择适宜的基质。铁皮石斛的根是气生根，有明显的好气性和浅根性，因此，要求基质以疏松透气、排水良好、不易发霉、无病菌，无害虫潜藏者为宜。可以选择水苔、石灰石、碎砖、树皮、刨花、蕨根、板边、菌糠、木糠等为移栽基质。

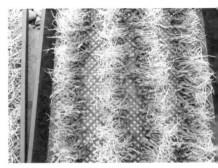

洗苗

四、栽培场地的选择。铁皮石斛喜温暖、多雾、微风、清洁、散射光环境，忌阳光直射和暴晒。在移栽过程中要为铁皮石斛创造最佳的生长环境。铁皮石斛原产区大多处于温带和亚热带，全年气候温暖、湿润，冬季温度在0℃以上。根据铁皮石斛的生长习性，要考虑场地的

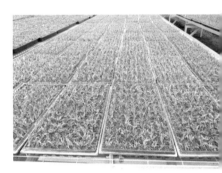

炼苗

光照、温度、湿度、通风等自然因素。最好选择在大棚内移栽，而且要移栽在高架畦，通过遮阳网、喷雾系统及薄膜来控制阳光、水分、空气，创造铁皮石斛生长的最佳环境要求。

五、栽种。移栽最佳季节应为日平均气温在 15～30℃ 时，气温过低或过高均不宜出瓶移栽。用镊子将组培苗小心取出，洗去培养基后，即可移植到种植畦上。移栽时用手指在基质挖 2～3cm 深的小洞，轻轻把石斛根部放入小洞，注意不要弄断石斛的肉质根，然后用基质盖好。裸根苗或少根苗最好分开种，以便于管理。

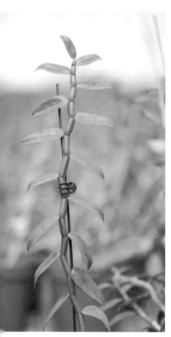

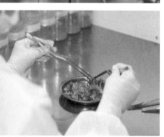

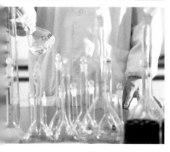

　　六、栽后管理。温度管理：人工移栽铁皮石斛组培苗要满足其冬暖夏凉的要求。组培苗生长适宜温度为 20～30℃。夏季温度高时，大棚内须通风散热，并常喷雾来降温保湿，每天喷雾 3～5 次，每次喷雾 2～5 分钟；冬季气温低时，大棚四周要密封好，以防冻伤组培苗。湿度管理：　刚移栽的组培苗对水分很敏感，缺水则生长缓慢、干枯、成活率低。而喷雾过多则渍水烂根，温度高、湿度大时还易引发软腐病大规模发生。移栽后一周内（幼苗尚未发新根）空气湿度宜保持在 90% 左右，一周后，植株开始发新根，空气湿度可保持在 70%～80%。种植畦干湿交潜有利于发根长芽。肥水管理：石斛栽培只能使用无污染的有机肥。包括农家肥、绿肥和微生物肥。根据不同生长时间和生长量调节施肥次数，以勤肥薄施为原则，不能施浓肥。病虫管理：应遵行"预防为主、综合管理"的原则，采用"措施＋生物农药"，从选地到采收每一个环节开始预防和防治，严禁使用化学农药。

　　七、采摘。采收铁皮石斛通常在秋末至

春初进行。此时的铁皮石斛已经停止生长，枝条也更加粗壮饱满，叶片部分发黄掉落，植株逐渐进入休眠期，采收时用剪刀剪切枝条，剪刀要快，剪口要平，以减少养分散失和利于伤口愈合，特别注意茎基部要留下2～3个节，以利于植株越冬后来年新芽萌芽时养分供给。

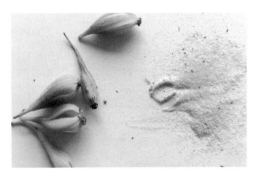

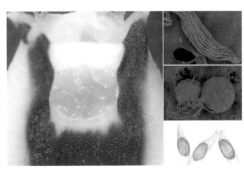

铁皮石斛蒴果、种子及显微图

72. 铁皮石斛在家里要怎么养?

　　家养铁皮石斛既可陶冶情操、美化环境,还能摘取鲜花、剪取鲜枝食用,可谓一举多得。但是铁皮石斛的生长条件要求非常严格,所以家庭种植铁皮石斛盆栽时要注意养护技巧。那么,家养铁皮石斛需要注意哪些事项呢?

　　俗话说"石斛是水浇死的,风灌大的",所以说,要想种活铁皮石斛,最好是模拟石斛在野外的生长环境,不需要像养其他花草那样"勤快"。通常盆栽的铁皮石斛会在 3 月底 4 月初新芽萌发,5 ~ 6 月老茎上会开出一些花,进入到冬季叶子会陆续出现变黄和掉落现象。

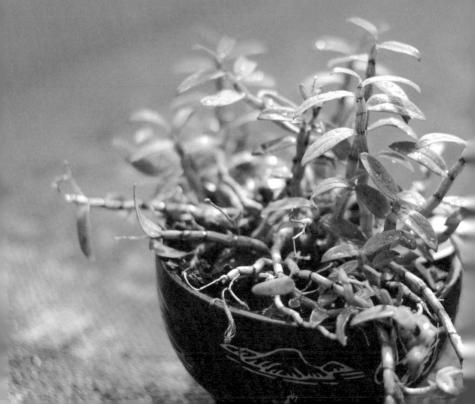

　　究发现铁皮石斛生长必备的条件是"温暖、湿润、半阴半阳"的环境，此外人工种植还要尽量保证通风、透气、漏水。

　　一是通风换气。铁皮石斛喜欢通风透气的栽培环境，摆放于室内的铁皮石斛要进行适当的通风，也可每隔1～2天搬到通风而阳光不能直射的室外放置2～3小时。

　　二是适当见光。铁皮石斛喜欢在半阴的环境中生长，在春季和夏季的时候应该做好遮光的工作，但是在冬季休眠期，铁皮石斛的生长需要较多的阳光，所以遮光度较春夏两季要小。一般可于每天上午或傍晚太阳下山之前放到阳光不能直射的室外或阳台见光，正午之前或太阳下山后再搬回室内。

　　三是合理水肥。合理浇水施肥是室内种植铁皮石斛成功与否的关键所在。铁皮石斛虽然喜阴，但不能过度浇水，应保持基质偏干为宜。春季发新芽新根时，要保持基质的湿润；入夏后湿度渐高，水分蒸发加快，浇水需逐渐增多，可向盆栽的周围喷水来增加空气的湿度，但忌渍水。铁皮石斛液肥可自制，也可到花鸟市场购买兰花肥施用。在生长期间每隔7～10天可施一次肥，来保证有足够的养分供给铁皮石斛吸收，注意施肥时掌握宁淡勿浓的原则。

　　四是病虫防治。一般室内种植铁皮石斛病虫害较少，可从加强日常养护入手进行预防，如发生病害，可到花鸟市场购买兰花病害药剂进行喷施；虫害较少见，可人工除害。

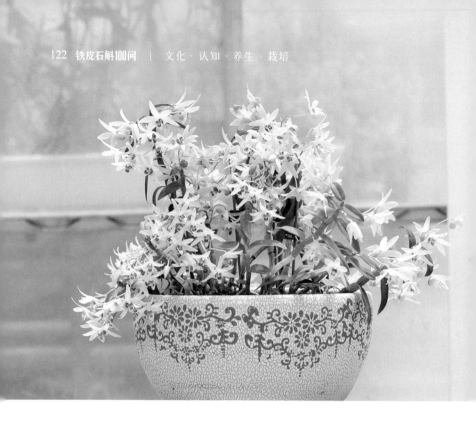

73. 家养铁皮石斛要晒太阳吗?

　　铁皮石斛盆栽应避免阳光直射，夏季可以放在室内光线明亮且通风的地方，其他季节可以放在朝北的阳台上，家里有养其他大型植株的，最好放在其他植株的树荫下。有些铁友觉得铁皮石斛比较娇贵，特地把它放在空调房里，特别是夏天，其实这是不对的。因为铁皮石斛喜欢湿润的生长环境，空调房空气湿度较小它反而长得慢了。

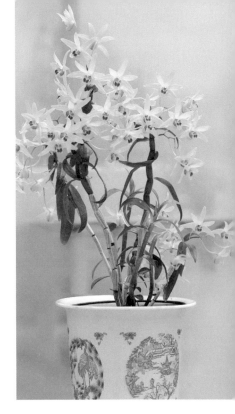

74. 家养铁皮石斛多长时间浇一次水?

日常家养的铁皮石斛盆栽，浇水分为两部分，一是雾喷水，二是保湿。

雾喷水：一般夏天5～8天雾喷一次水，冬天10～15天一次水，水尽量喷透，到盆底渗水出来为止。花盆也要选择透水孔较多的为宜，以免盆内积水出现烂根。判别是否要喷水的办法，就是看铁皮石斛盆栽的基质，如果发干泛白，那就是要喷水了。

保湿：夏秋高温期，可以在每天早晨或傍晚时向叶子周边稍微喷灌（喷水），注意尽量不要在中午温度较高的时候喷灌；春冬时节，应该在温度稍高的中午前后喷灌，但不需要每天都喷。这是因为夏天温度过高，中午喷水使叶面和土壤温度突然下降，植物的吸水能力就降低了。喷灌时选用带喷头的喷雾瓶即可，水不需要太多，遵循"宁干勿湿"的原则。

75. 铁皮石斛浇水是用淘米水好呢，还是用雨水好?

一般来说，浇灌铁皮石斛盆栽以雨水或雪水最为理想，因为雨水接近中性，不含矿物质，又有较多的空气。但毕竟雨水比较难收集，所以，大多数人都选择用自来水，其实这样很好也很方便，如果浇水前可以晒晒散散自来水里面的氯气，就更好了。

但是，淘米水是不适合拿来浇灌铁皮石斛盆栽的，它里面的养分还没有发酵，直接浇水会使盆栽烧根。

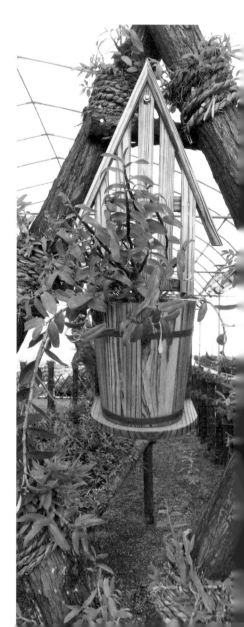

76. 家养铁皮石斛对温度有什么要求？

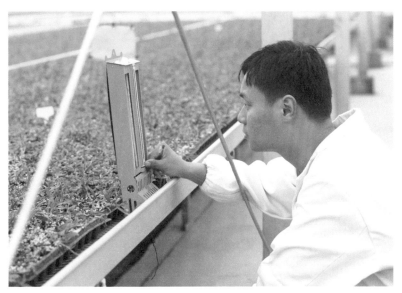

栽培环境控制

铁皮石斛最适宜的生长温度在 25～30℃，最高温度最好不要超过 37℃，最低温度最好不要低于零下 5℃，并且日夜温差最好大一些的地方。冬季，铁皮石斛会进入休眠期，这个时期铁皮石斛的部分叶子开始发黄，并且逐渐地脱落，这个时候主要的工作就是保温和保湿了。铁皮石斛冬季一般不直接浇水，只是给叶子和基质表面喷水，以喷湿基质表皮、叶子表面为准。一般一至两周喷湿一次就可以了。冬季一般不用遮阳，也不需要施肥，但要通风通气，防止灰霉病的发生。

77. 家养铁皮石斛如何防治病虫害?

　　在种植铁皮石斛盆栽期间，铁皮石斛也有可能发生病害现象，像最常见的有软腐病、黑斑病等病害。软腐病发病较快，如果情况严重可能会导致种苗腐烂甚至死亡，黑斑病主要是会危害铁皮石斛的叶片，导致叶子枯萎；铁皮石斛的虫害现象，最常见的是蜗牛、菲盾蚧等，它们的出现都会影响到铁皮石斛的正常生长，所以一旦发现出现病害或者虫害现象，应该及时处理，避免情况严重影响铁皮石斛的生长。

　　石斛黑斑病　此病一般在3、4、5月期间发生，对石斛叶片危害极大，全叶枯黑。可以用25%多菌灵千倍液（即25%多菌灵稀释按1∶1000与水调配），喷洒在叶面除害。

　　石斛软腐病　该病在夏季高温高湿环境中最易发生，病原有真菌也有细菌。病原菌多从伤口处侵染植株，最初发病部位多为茎的基部

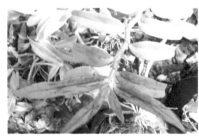 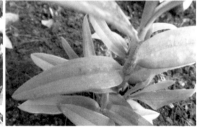

石斛黑斑病　　　　　　　　　　　　　石斛炭疽病

或根部，受害处开始为暗绿色水浸状，然后呈黄褐色软化腐烂，发病一段时间后植株开始萎蔫死亡。发病后可喷施托布津、农用链霉素等药剂防止病情蔓延。

石斛炭疽病 此病对石斛茎秆和叶片危害较大，茎、叶将呈褐色或出现黑斑。可以用 25% 多菌灵千倍液或 50% 甲基托布津千倍液在发病初期喷洒，连续 2～3 次。

蜗牛 蜗牛比较常见，经常吃石斛的叶、茎、蕾和果，可以用黄瓜切片在蜗牛经常活动的地方进行诱捕。

石斛菲盾蚧 寄生在石斛叶面或背面吃食汁液，尤其注意它的盛行期是在 5 月下旬。病害较轻的话，可以剪除病害茎叶集中烧毁或者捻死。

上面说的家庭用农药，可以去花鸟市场购买。

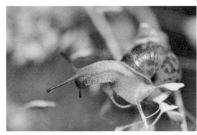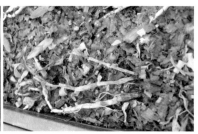

蜗牛　　　　　　　　　　　　　　　　　　软腐病

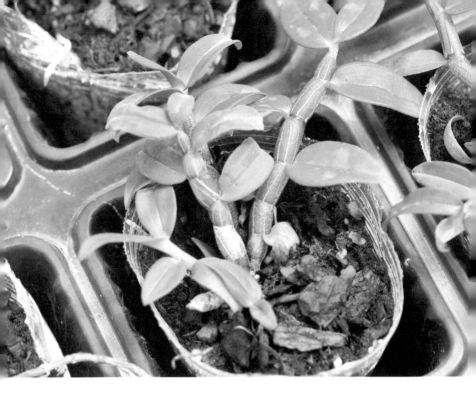

78. 家养铁皮石斛怎么施肥?

　　野生铁皮石斛生长在野外环境下,可以不施肥,但如果植株无力长速缓慢的话,必要时可以施肥,但切记施薄肥,不需要太多,太多会把根烧死。

　　施肥应该以有机肥料为主,适当配无机肥,不清楚的话,去花鸟市场买施兰花的肥料即可。

　　至于怎么施肥,一要把握好浓度;二要把握时间,三要把握季节。要避免高温,一般在上午 10 点前施肥比较好,但也要根据季节不同进行调整,比如夏季天气热早点施肥,冬季气温低可以稍微晚一点;施肥时要均匀到位,薄肥多施。春季和秋季施二次肥料即可,夏季、冬季可不用施肥。

铁皮石斛用肥也可自己制作，方法如下：

氮肥制作　将废弃的豆类、花生、菜叶、豆壳、瓜果皮等敲碎煮烂，放在小坛子里加满水，再密封发酵腐熟。可放置在太阳照射处增加温度。当坛内这些物质全部下沉、水发黑、无臭味时（需要3～6个月），说明已经发酵腐熟。夏季10天后即可取出上层肥水兑水使用，可作追肥或直接用作基肥，用后随即加满水后再沤，原料渣可混入花土中。

磷肥制作　把吃剩的牲畜蹄角、骨头、鱼肠肚、禽类粪、肉骨头、鱼骨刺、鱼鳞、蟹壳、虾壳倒入缸内并加入适量金宝贝发酵剂（厌氧型）后加入少量水密封，经过一段时间的腐烂发酵便可掺水使用。

钾肥的制作　喝剩下的残茶水、淘米水、泔水（最好用金宝贝发酵剂发酵后施用）和过期的牛奶等混杂在一起沤肥，含有一定的氮、磷、钾等营养成分，用来浇灌花木，既能保持土质，又能给植物增添氮肥养料，能促使根系发达，枝繁叶茂，钾肥对抗倒伏和抵抗病虫害有显著效果。

家庭自制花肥，在应用时要掌握"薄肥淡施"的原则，适当稀释，适量施用，切忌施用过量。沤制肥料时，一定要等到里面浸出来的肥水变成了黑颜色完全腐熟后，才可倒出来掺水（大约9份水加1份肥水）施用，不可用生肥。

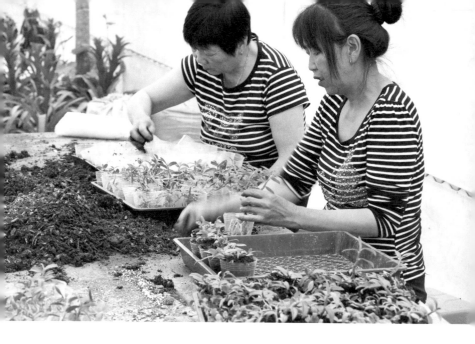

79. 家养铁皮石斛要换盆吗?

家养铁皮石斛如要移栽换盆的话,要注意以下几点:

一、在移栽前,首先要选好花盆,花盆应该选择口径比较大或者周围有孔的,这样可以保证盆栽的通气性,盆底应该填充好碎石子等排水物。

二、铁皮石斛植株需要放在花盆的中央,在放置的过程中,注意不要伤及新芽或者新根。

三、将花盆里面撒上一些其他基质,如松木土、锯末粉、木屑等,保证植株不会松动。

四、最适宜换盆的季节是4~5月,换盆后半月内水分要控制好。

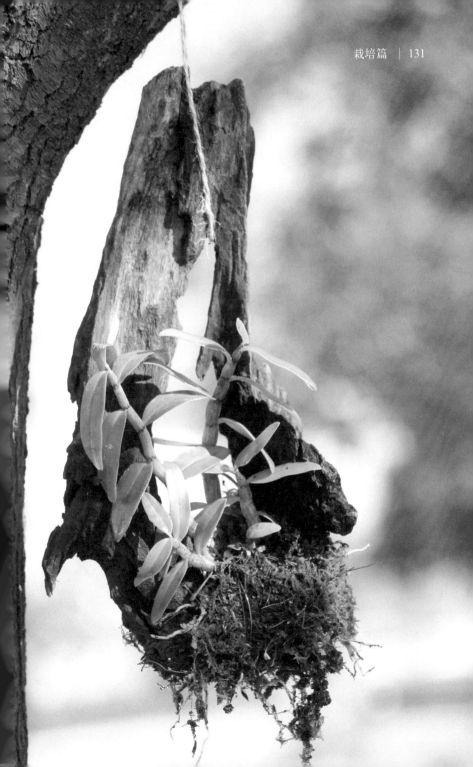

80. 家养铁皮石斛叶子发黄怎么办？

叶子发黄，主要是浇水太多或光照太强的问题，当然空气湿度太干也会导致叶子发黄。如果感觉湿润就不需要浇水，铁皮石斛喜欢半阴所以要适当遮阴，再有就是要适当通风，不通风叶子也会发黄。

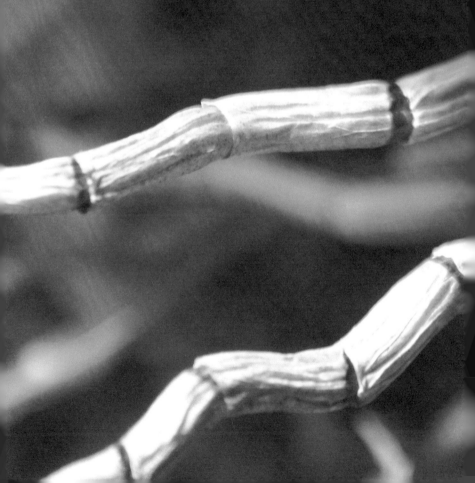

81. 家养铁皮石斛叶子掉光了怎么办?

铁皮石斛叶子掉落枯死,很可能是通风不良、湿度过大、昼夜温差太大等因素造成的。只要它的茎干和根未枯死,还是有希望重活的。因此要注意浇水的度,以免出现烂根导致叶子掉光。当然,也有可能是石斛进入冬季休眠期或者老到一定程度叶子的自行掉落,那就属于自然现象。

82. 家养铁皮石斛开花后会结果吗?

铁皮石斛开花多,结果少,经开花授粉的铁皮石斛,结果率也仅为17.3%,对温暖湿润的气候条件要求十分严格,因此,家养铁皮石斛会开花但很难结果。不过铁皮石斛的花也具有很高的药用和经济价值,花期在每年4～6月,花晒干后泡茶不仅口感好,保健功效也特别强,特别适合上班族及熬夜人群。

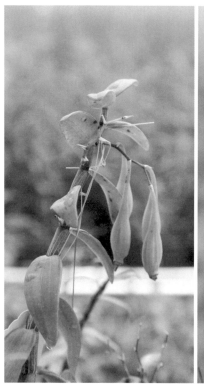 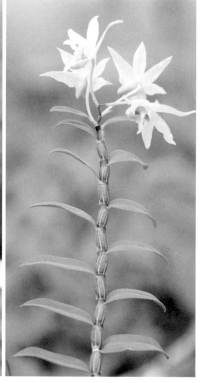

83. 铁皮石斛叶子上的锈斑是怎么回事?

铁皮石斛叶子出现锈斑，一般由以下 3 种情况导致：

（1）斑点病或铁锈病，这两种病虽然没有之前说的黑斑病、炭疽病那么严重，但也不能忽视。

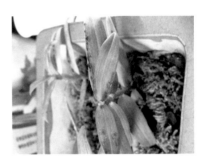

斑点病：刚发病为叶面出现褐色小斑点并逐渐扩大，中心部坏死呈灰褐色，害叶变黄脱落。常在 3～5 月发生。发现后要及时摘除病叶，并用多菌灵千倍液控制病态发展。

铁锈病：初期叶片出现斑点，斑点处绿色渐褪，后发展成铁锈色的夏孢子堆，破裂后散出黄褐色粉状夏孢子。常发生在梅雨季节和温暖湿润时。发现后及时清除病叶，发病初期用 25% 三唑酮乳油 1500 倍液喷洒。

（2）晒伤，呈米粒大小黄色锈斑，无法清除，处过几天自然会痊愈。

（3）民间称为老年斑，和人一样，石斛老到一定程度叶子也会出现一些斑点，颜色形状类似铁锈。

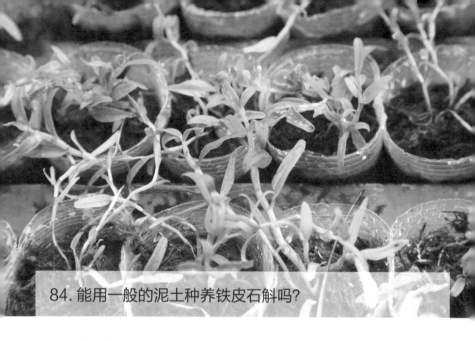

84. 能用一般的泥土种养铁皮石斛吗?

适合铁皮石斛生长的不是土壤,而是人工配制过的各类基质,应该既能吸水又能排水,既能透气又有养分,常用的有树皮、木屑、碎石、刨花、原木等(可以一种或多种材料混合配制),因此千万不能用泥土来养铁皮石斛。另外,获得适合它生长的基质后,最好将基质杀菌消毒,具体做法是将基质,比如树皮,放在水里煮半到一个小时,晾凉再用。

根据罗仲春等人的研究和实践,他们推荐一个栽培基质配方:用碎树皮4份、碎红砖4份、碎树叶2份,组配成栽培基质。

树皮以松树老皮为佳,大小约2~3平方厘米,采回用水冲洗后,堆沤3个月可用;碎红砖吸水量大,便于通风,便于石斛根系吸附;碎树叶可提供肥料。

另外需注意的是,玉米秆、玉米芯等含糖量高的植物不适合作栽培基质,因为这些基质易生虫,导致虫害;细的锯末容易引起板结造成通风不良,会导致石斛烂根;家畜的粪便肥力足,不提倡使用,肥力太足易产生肥害,所以最安全的,还是树皮、枯叶。

85. 家里养的铁皮石斛能吃吗?

铁皮石斛生长 2 年以上可采收,只要石斛的顶芽不再冒出新叶,就是可以吃了。吃法大体有以下几种:

口嚼,取新鲜铁皮石斛若干,洗净入口细嚼,味甘微黏,清新爽口,余渣吞咽即可;

煎汤,近代名医张锡纯说:"铁皮石斛最耐久煎,应劈开先煎,得真味",每天用新鲜铁皮石斛 5 ~ 10 克,加水煎 30 分钟后喝汤,此法可以延伸,用鲜铁皮石斛长时间泡茶饮用;

入膳,药补不如食补,可将新鲜铁皮石斛敲扁后煮粥,做羹,入菜,也可调养身体。关于铁皮石斛具体入膳方法,本书附录中有介绍。

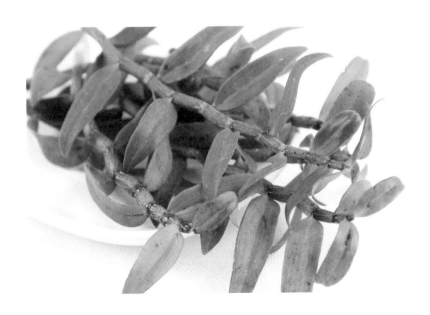

86. 家庭种植的铁皮石斛要几年才能成熟?

铁皮石斛幼苗生长缓慢,生长周期长,一般要二年左右才能长到
二三十厘米,所以二年以上入药效果为佳,因此在种植的时候一定要
耐心。

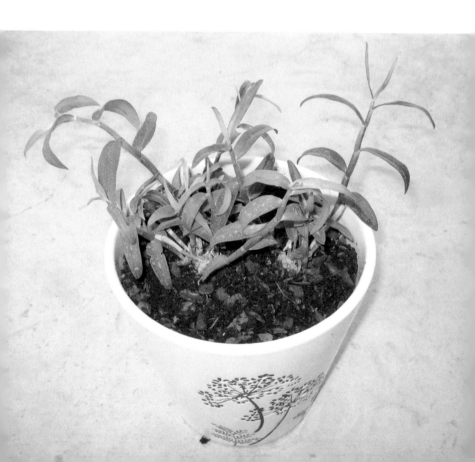

87. 剪掉的铁皮石斛枝条能再长出来吗?

采收剪茎时要采用两年以上的老茎,主要采老留嫩,使留下的嫩株继续生长,以便来年连续收获,达到一年栽种,多年收获的目的。由于铁皮石斛是多年生草本植物,每年都有新芽长出,所以,作为药用植物的铁皮石斛茎可以连续采收 7 年以上。注意要在立冬至清明前采收,采收前,用酒精对采收工具进行消毒。

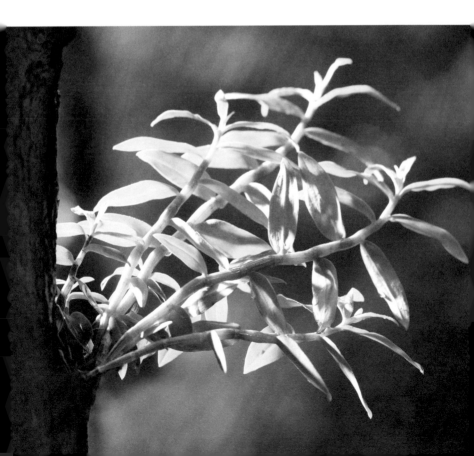

88. 树上能长出铁皮石斛吗?

　　铁皮石斛可以长在树上,这是一种仿生态的种植方式,不用施肥,而且石斛品质也较好。用来种植的树木没有多大的讲究,树躯干表面有鳞片的都可以种,如常见的松树、杉木、阔叶树,只要直径达到10厘米以上就行。

　　每年3至5月,把铁皮石斛苗用草绳扎在树上,树干上缠着一圈圈草绳,铁皮石斛绑在中间,根部填满草,经过一段时间后树上就会长出铁皮石斛的根系,铁皮石斛就可以依靠吸收大树的营养迅速生长,而且有了大树的庇护,冬天保暖夏天遮凉。但是这样方式产量低,生长期长,因此,产出的铁皮石斛卖价较高。要注意的是,铁皮石斛不要扎在树干朝西面,避免下午太阳的暴晒而枯死。

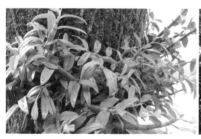
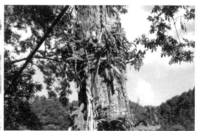

89. 商店买的石斛鲜条出芽了，可以用来培育种植吗?

鲜条出芽，可以种但比较难存活，没有一定的技术水平很难种活。但也有花友告知本书作者，确实有存活的案例。具体种法，如果有长根须的情况，将根须埋入松木土基质进行种植，注意给铁皮石斛的茎放置一个依附物以作支撑用。

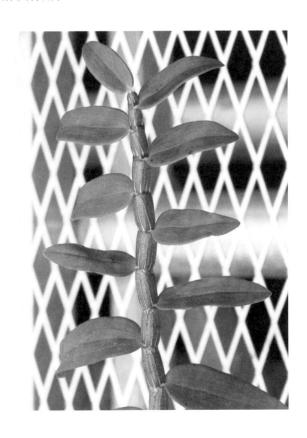

90. 花鸟市场购买的铁皮石斛幼苗如何辨别真假?

正宗的铁皮石斛是多年生草本植物，茎丛生，圆柱形，高10～30厘米，粗3～8毫米。在花鸟市场出售的各种石斛幼苗是很难区分的，只有幼苗长到5～6个月后，在外观上才能区别开来，待开花后，从根本上就可以区分开来。各类石斛花的形态、颜色等均不一样，它的茎的形态，叶的形态，茎节的形态区别是明显的，长短不是区别石斛品种的依据。

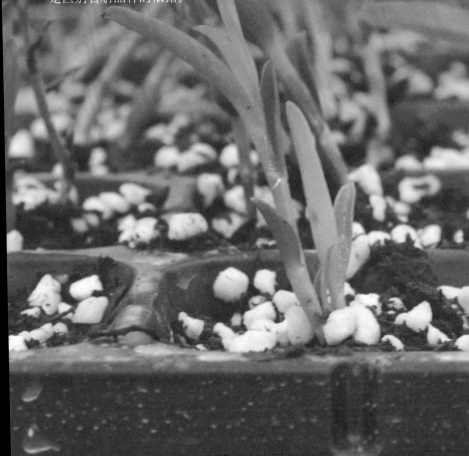

91. 铁皮石斛花采收有哪些注意事项?

首先,在采摘铁皮石斛花之前要充分了解铁皮石斛的生长习性以及它的作用,只有充分了解了这些才能把握铁皮石斛花的功效和最佳的采收时机,以保证铁皮石斛花美容养颜、促进血液循环、滋阴补养的功效。

其次,要分辨铁皮石斛花哪些可以采摘哪些不可以采摘。在铁皮石斛花的采摘时期,有一部分的铁皮石斛花已经完全开放,有的只是开放一部分,而有的还仅仅是花蕾而已。这时候采摘铁皮石斛花就要眼疾手快,采用人工挑选式的采摘方法。挑选那些已经全部开放花朵和部分开放花蕾,因为这样的铁皮石斛花功效显著,能够保证最强的药效。如果要留种的话,就保留一部分花不采摘,以便成熟时采集蒴果,进行铁皮石斛的研发和种植。此外,铁皮石斛花采摘之后要摊开,在通风的环境里晾干,只有这样,才不会使花瓣腐烂掉。

总的来讲,及时的采集铁皮石斛花能更好获得其本身的疗效。在采集铁皮石斛花时,要时常注意采集时的细节,以保证质量和功效。

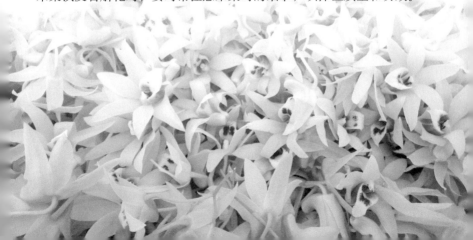

92. 铁皮石斛盆栽有哪些妙用?

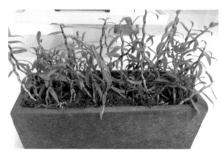

一是铁皮石斛可谓全身是宝，花可泡茶茎可吃。铁皮石斛花的最大功效就是帮助人们解郁。经常性的泡铁皮石斛花茶可以让人每天都保持好心情，好的工作状态，也可以帮助我们缓解生活带来的巨大精神压力。铁皮石斛茎的作用就更多了，能增强免疫力，提高身体机能。茎不仅是铁皮枫斗的制作原料，而且吃新鲜的营养价值更为丰富。

二是作为室内盆景，舒缓心情，解郁缓压，还可以使室内空气得到净化。铁皮石斛被民间称为仙草，又被人们称之为药中黄金，其本身植物小而漂亮，作为室内观赏植物是上佳选择。在为室内添加绿色的同时又增添了几分健康。但是，值得注意的是在种植过程中要注意室内通风，保证室内空气的正常流动，这样才会使植物健康生长，使室内的空气中的氧气得到及时的更新，从而保证室内的空气的清新。

三是送礼上选铁皮石斛盆栽。送铁皮石斛盆栽会显得有品位，上档次，对身体健康也有好处，尤其对于女性来说，更是养颜美容的佳品。

93. 家庭种养铁皮石斛选什么土好?

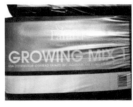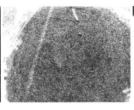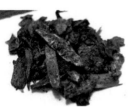

铁皮石斛为肉质根,栽培时切忌积水,以免发生烂根现象,因此,土壤的选择至关重要。栽培石斛所用土壤有这样几个作用:一是固定作用;二是提供水分作用;三是提供养分作用。所选用的基质应当是:保水又不积水,保证通气,含有一定的养分,耐腐烂,不带害虫卵及病源。

根据基质的作用和对基质的要求,能用于作栽培石斛的基质来源也较广泛。可用颗粒在1厘米见方的碎砖瓦、木炭、褐煤、栎树皮、杞木树皮、松树皮、松球、碎刨花、杉木树枝条的切碎段及树木的须根、蕨根等。不宜用腐叶土、山基土等做基质。用各种树皮做基质的,要用水浸泡一个星期排酸、杀虫、杀菌后用多菌灵等防病农药消毒后使用。基质一定要把过细粉末筛除后使用。上述材料在使用时,可随时配制,用树皮也可以单独使用。如:碎砖瓦、木炭(蕨叶灰碳)占1/4,各种树皮、刨花、杉木树枝条占3/4。还可配上一定量的羊屎或人工制作的有机肥料颗粒。从目前的实验来看,松树皮、松球颗粒加上部分栎树皮、蕨叶碳灰、羊屎颗粒是较好的栽培基质。注意,配用农家肥时,一定要发酵后才可以使用。

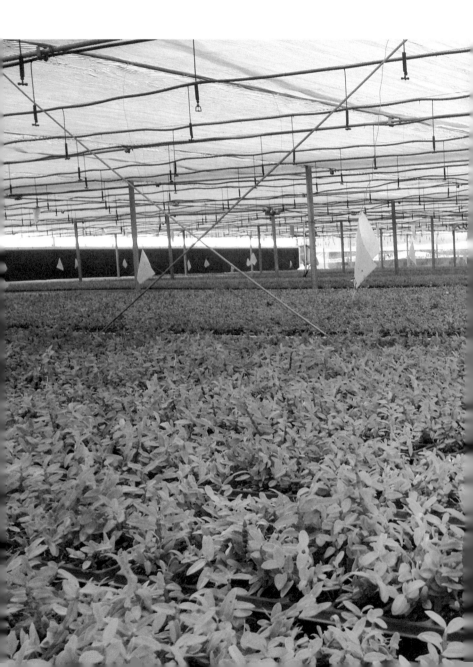

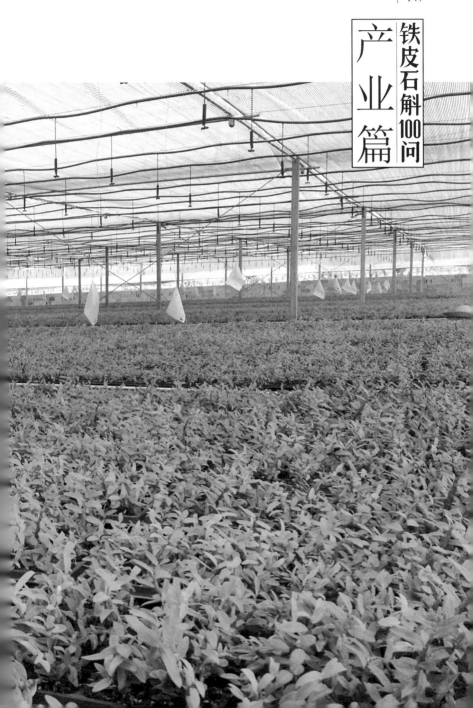

94. 浙江省中药材产业协会是个什么组织?

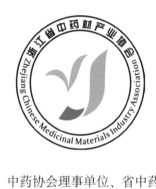

浙江省中药材产业协会（省4A级社会组织）成立于2002年9月23日，是省级重点产业协会之一，设分支机构——省铁皮石斛分会，现有会员205家，会员涵盖中药材种植、加工、流通、科研、教学、管理等领域。协会是中国中药协会理事单位、省中药现代化产业技术创新战略联盟单位、省种植业标准化技术委员会单位，获国家科技部"中药现代化科技产业基地建设十周年优秀单位"称号。

协会发挥好"行业代表、行业协调、行业自律、行业服务"四大职能，坚持"强服务、创精品、提品质、促增收"的思路，建立了浙江省中药材信息网和主产药材产销信息体系；编写了《浙江中药材》、《浙江优质道地药材示范基地》《浙江铁皮石斛基地》《中药材产业发展对策研究》等宣传资料；组织开展了"浙江省优质道地药材示范基地"评选、"浙江省中药材产业基地（县、乡）"和"浙江省中药材生产基地信用等级评价"等活动；积极推行中药材标准化、规范化生产，努力创建"浙产药材"品牌，促进了全省中药材产业持续稳定发展、促进了产业增效和农民增收，为浙江省打造"中医药大省"夯实了产业基础。

更多信息可访问浙江中药材信息网：

http://zjzyc.zjagri.gov.cn

95. 浙江省铁皮石斛产业发展情况如何？

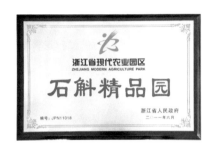

浙江铁皮石斛被誉为我国第三代保健食品的内涵体现和典型代表，引领全国铁皮石斛产业的发展，目前，浙江的产业基本情况如下：

基地规模：据浙江省中药材产业协会铁皮石斛分会2014年底统计，全省铁皮石斛种植基地2.0万亩，有医药企业、种植企业、专业合作社、种植大户基地近100家，主要分布乐清、天台、义乌、武义、金华、临安、建德、淳安、嵊州、庆元等地，其中基地规模1000亩以上4家，100亩以上40多家 ；两年生鲜品单产一般为200～250千克。

产业产值：产业产值超过35亿元，产值超过1亿元的有4家。主要产品有鲜品、铁皮枫斗、颗粒剂、胶囊、浸膏、片剂、口服液、饮料等，有经国家批准的保健食品 45个，占全国铁皮石斛类保健食品总数的七成，其中鲜品和铁皮枫斗销售产值约占45%，铁皮石斛鲜条纳入省医保目录。

精品园区：列入省级现代农业精品园区创建的有15个基地，建立省级铁皮石斛资源保育基地3个，保存资源200余份；主要推广良种有天斛 1 号、仙斛 1 号、仙斛 2 号、森山 1 号等，良种应用率约 65%。浙江天皇药业有限公司和金华寿仙谷药业有限公司铁皮石斛规范化种植基地通过国家药监局 GAP 基地认证。认定为浙江省优质道地药材示范基地 3 家。乐清市被评定为"浙江铁皮石斛产业基地"、"中国铁皮枫斗加工之乡"。

品牌企业：品牌企业有天皇药业、康恩贝药业、寿仙谷药业、森宇药业、天目山药业、杭州胡庆余堂等，品牌化产品销售约占 70%。省级以上名牌或著名商标 6 个。"天目山铁皮石斛"获国家质监总局地理标志保护产品，"武义铁皮石斛"获国家农业部农产品地理标志保护产品，金华寿仙谷药业有限公司铁皮石斛基地被认定为浙江省首个中医药文化养生旅游示范基地。

服务机构：从事产业相关资源、技术、产品、质量控制研发的大专院校、科研院所、民营研究单位有浙江大学、浙江农林大学、浙江中医药大学、浙江省中药研究所、浙江省医学科学院、浙江省农科院等 20 余家。产业服务组织有浙江省中药材产业协会铁皮石斛分会、浙江省保健品行业协会、浙江省铁皮石斛产业技术创新战略联盟、铁皮石斛浙江省工程研究中心、金华铁皮石斛产业协会、乐清铁皮石斛产业协会等。

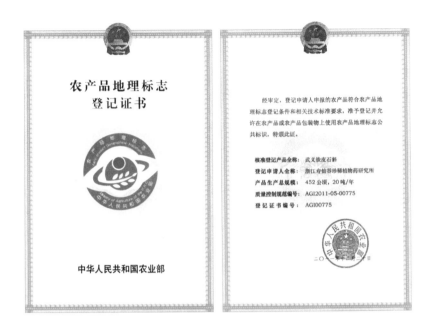

96. 浙江省种植铁皮石斛有什么优势?

浙江气候四季分明、气候生态类型多样,造就了浙江铁皮石斛品质上乘,享有盛誉。20世纪90年代起,浙江在全国率先成功实现铁皮石斛产业化开发利用,为我国珍稀濒危药用植物的保护利用树立了典范。全省上下形成合力,大力扶持规模化、规范化生产基地建设,满足市场对优质原料的需求,保持了产业快速发展,形成了集科研、种植、加工、销售为一体的产业群,成为全国铁皮石斛种植、加工主产区和主销区。因此浙江发展铁皮石斛产业具有明显的生态资源、产业基础和区位经济优势,是浙江省实施"中医药强省"战略和保障民生健康的传统优势产业,是浙江省发展高效生态精品农业的重要产业。

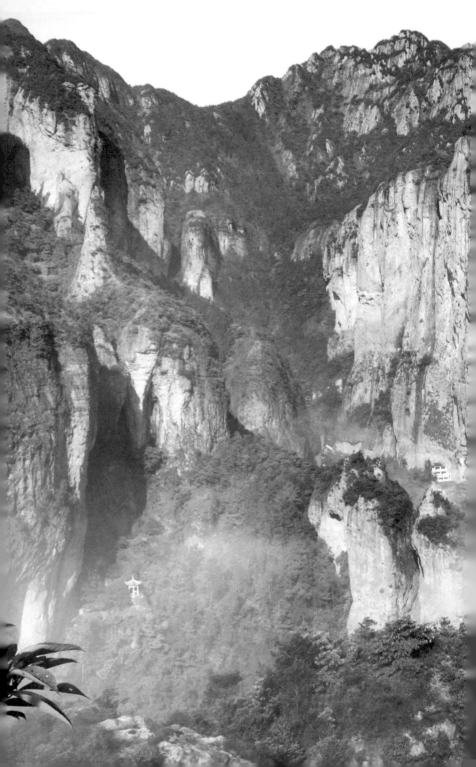

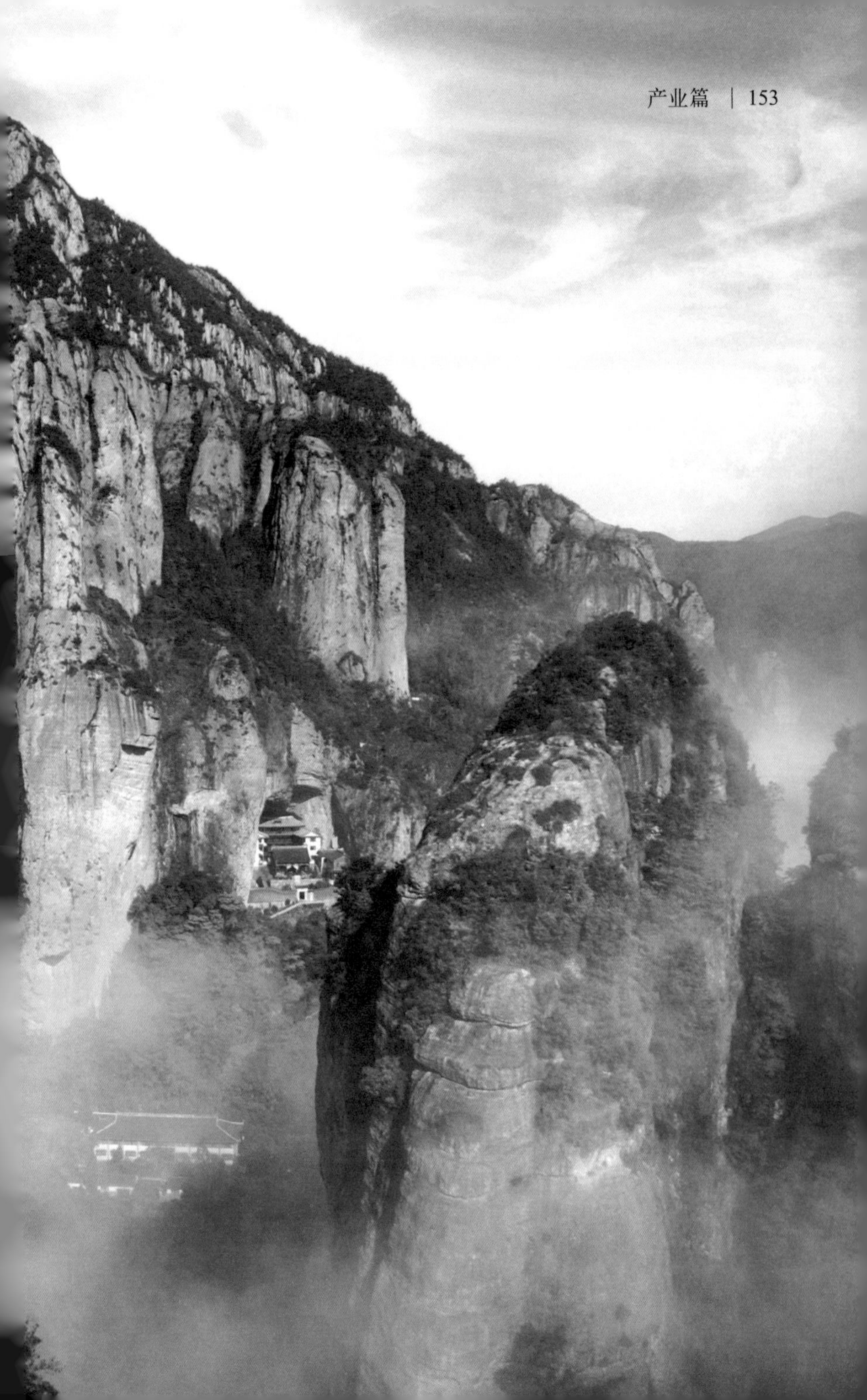

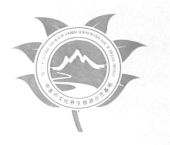

98. 铁皮石斛产业的延伸和持续性如何?

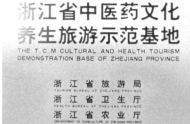

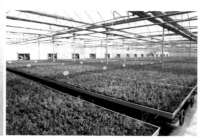

　　浙江省的铁皮石斛产业起步早,经济实力、科技水平高,现仍在蓬勃发展中。与此同时,其他产地铁皮石斛产业发展亦逐步崛起,其中云南省铁皮石斛产业尤为突出。

　　云南省位于我国西南地区,处于云贵高原,气候为高原季风气候和热带雨林气候,全年温暖、湿润,四季变化不大,具有适合铁皮石斛生长的高山环境,很适合铁皮石斛的生长,且云南很多地方均分布有野生铁皮石斛,种源丰富。石斛专业委员会的最新统计资料显示,2013 年 7 月,我国共有 12.56 万亩的各类石斛种植。其中,总面积约 7 万亩的铁皮石斛,云南占 50%。未来铁皮石斛产业随着浙江省铁皮石斛产业的蓬勃发展,并辐射至云南省等其他产区共同发展,产业链提升放大空间巨大。随着铁皮石斛种植加工的规范化,全国铁皮石斛产业必能保证其稳定可持续发展。

99. 浙江省铁皮石斛生产基地信息体系建设是怎么回事？

为规范引导浙江省铁皮石斛生产基地建设，全面推进规范化、标准化生产，不断完善产品质量管理可追溯体系，根据《中华人民共和国农产品质量安全法》有关规定，浙江省农业厅、省药监局联合下发了《浙江省铁皮石斛生产基地信息体系建设实施意见》的通知，要求全省铁皮生产基地做到产品流向可跟踪、质量可追溯、责任可追究。

浙江省中药材产业协会具体承担生产基地信息体系实施工作，编印并下发了《浙江省铁皮石斛生产基地质量安全生产管理记录档案》，建立了铁皮石斛行业生产管理及追溯监管平台，生产全过程达到生产基地信息体系的标准要求，产出产品打上"二维码"，消费者就可以知道它的产地条件、生产过程、产品质量等信息。

协会还组织开展了全省铁皮石斛生产基地信用等级评价工作。评价内容包括产地生态条件、基地管理措施、产品质量及保障措施、产品知名度、产业化程度、产品抽样检测结果等内容。分值评定：综合评分95分以上认定为AAA基地（生产管理规范良好），90分以上认定为AA基地（生产管理规范），80分以上认定为A基地（生产管理较规范）。

100. 如何保障浙产铁皮石斛的质量?

各地倡导"仿野生、保疗效"的种植理念,努力创造铁皮石斛适宜种植条件和最佳生长环境。基地建设应遵循以下原则:

选址科学 宜选"向阳、通风"坡地,立地开阔,环境良好,土壤、水源、大气质量等达到国家二级标准,农业废弃物集中收集处理。

布局合理 棚间距2米以上,实行大棚编号管理,配建微灌设施,棚内合理配置农业环境监测记录仪器。

设施完善 沟、渠、路设施配套,地下水位0.5米以下,做到旱

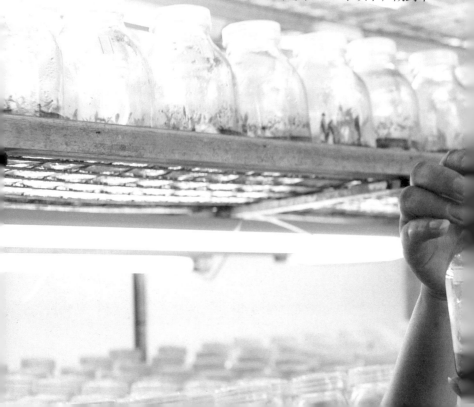

时不断水、雨季不积水，提升基地抗灾能力。

二、管理措施到位，提高生产操作规范化水平

　　各级中药材行业协会和专业合作社强化行业公约与自律，严格执行国家相关法律法规和行业技术标准，切实践行"浙江省铁皮石斛行业诚信生产经营倡仪书"的承诺，实行标准化生产。要健全基地生产、质量管理制度，做到上墙明示；要完善种植、病虫防治、采收与初加工等各环节技术规程；要将技术培训到位、管理责任到人。认真做好《浙江省铁皮石斛生产基地质量安全生产管理记录》，切实做到生产全过程档案完整记录。

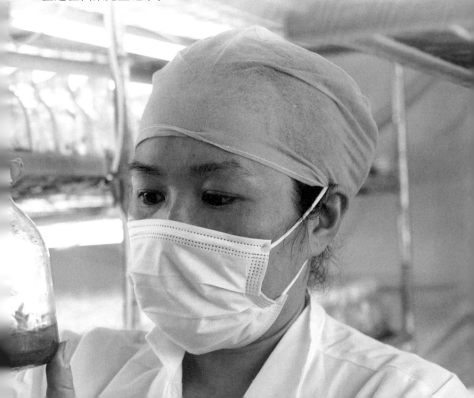

三、严格投入品管理，确保产品质量安全

　　大力推行投入品统一采购与使用，坚决不使用来源不明、成分不清、未经国家或省级农业部门登记的化肥或生物肥料，严禁使用各类激素、生长素、除草剂和高毒、剧毒、高残留农药，积极运用农业综合防治措施，做到合理安全用药、用肥，提倡人工除草。种苗要求通过物种鉴定或品种审定，栽培基质须经堆制发酵或高温灭菌处理，防止烧苗，减轻病虫残留基数。规范采收与初加工、包装与储藏运输等环节，严控加工原料来源渠道。同时要配备必要的质量安全监控设备，实行产品自检，做到每批产品质量可追溯。积极推进无公害农产品、绿色食品等质量体系认证，提升产品质量安全水平。

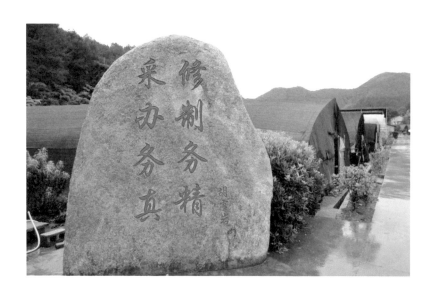

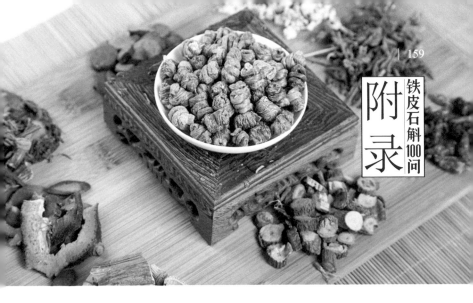

附录 铁皮石斛100问

铁皮石斛的常用配伍

1. 配天花粉，治胃热津亏，消渴，虚热舌绛少津。

2. 配麦冬，治胃液不足，治胃脘不适，干呕，舌红。

3. 配麦冬、沙参，治热性病所致口干渴。

4. 配忍冬藤，治风湿热痹。

5. 配忍冬藤、白薇，治风湿热痹。

6. 配沙参、枇杷叶，治肺阴不足，干咳气促，舌红口干等症。

7. 配白薇、知母、白芍，治热病后期，虚热微烦，口热，自汗等症。

8. 配南沙参、山药、生麦芽，治胃阴不足而见少时干呕，舌上无苔等症。

9. 配北沙参、麦冬、玉竹，治胃虚弱，舌红口干或干咳无痰，呼吸急促。

10. 配生地、玄参、沙参，治热病后期，仍有虚热，微汗，目晕口渴或有筋骨酸痛，舌干红，脉细数无力，症状日轻夜重者。

11. 配生地、麦冬、天花粉，治热病胃火炽盛，津液已耗，舌燥，口干或舌苔变黑，口渴思饮。

12. 配麦冬、天花粉、知母，治热病早期，热末化燥，但津液已损，有口干烦渴，舌红等症状。

13. 配天花粉、生地、知母、沙参，治消渴。

14. 配生地、麦冬、百合、秦艽、银柴胡，治阴虚内热，治干咳、盗汗、低热口渴、舌红脉细数等症。

15. 鲜石斛配生地，治热病伤阴，口干烦渴，或久病阴虚，虚热内灼诸症。

16. 配地黄、焦白术、茯苓、白芍，益气养阴，健脾和肝。治疗慢性肝炎见有面黄、消瘦、乏力、气短、口干苦、便溏等气阴两伤、脾胃虚弱者。

17. 配生地、当归、白芍、丹参、枸杞子、沙参，有补血柔肝的功效，可用于肝阴肝血不足。症见面色萎黄、肝区隐痛，劳后加重、目眩目干、视物不清，或见夜盲，身倦肢麻、失眠、妇女月经涉少或经闭。

18. 鲜石斛配鲜生地、天花粉、麦冬、牛膝、菊花，养阴清热、涵阳熄风。治阴虚内热、虚阳上扰眩晕、头痛。

19. 配生地、当归、白芍、夜交藤、木瓜（或加知母），养血柔肝，缓急舒筋。治疗肝血虚所致昏厥、痉挛、抽搐等。

20. 配生黄芪、仙灵脾、仙茅、白芍、益气补血、阴阳双补、不腻不燥。用于阴阳（气血）双补，兼夹痰湿者。

石斛验方（供参考）

一、石斛菊花汤

石斛（宜先煎沸 10 分钟，下同）、菊花各 10 克、沙苑子、女贞子、山萸肉各 15 克、枸杞子 30 克。水煎服，每日 1 剂分 2 次饮。有益肝明目之效，适用于肝肾阴虚所致两目干涩，视物昏花，头晕耳鸣者。

二、石斛草决明汤

石斛 15 克（先煎）、草决明 10 克、石决明 30 克（先煎）、桑寄生 15 克。水煎服，每日 1 剂分 2 次饮。适用于中老年人肝火上灸所致的血压偏高，头目眩晕，视物不清者。

三、石斛玉竹汤

石斛 15 克（先煎）、玉竹 15 克、麦门冬 10 克、沙参 10 克、生地 10 克。水煎服，每日 1 剂分 2 次饮。可清热生津，滋阴除烦。治疗热病后期（如发烧后）津伤口渴、咽干心烦、小便量少色黄等。

四、石斛牛膝汤

石斛 15 克 （先煎）、怀牛膝 15 克、木瓜 15 克、枸杞子 30 克、菟丝子 10 克。水煎 1 服，每日 1 剂分 2 次饮。可补肝肾，舒筋脉。

为老年人肝肾不足，阴血虚弱所致步履无力，腰膝酸痛之良剂。

五、石斛百合汤

　　石斛15克（先煎）、百合20克、沙参15克、炙冬花10克。水煎服，每日1剂分2次饮。有清热滋阴、润肺止咳之效，适用于秋季肺燥阴伤所致阴虚燥咳、咽干口燥、干咳痰稠等症。

六、石斛涡燥汤

　　石斛10克（先煎）、生地15克、玄参15克、麦门冬10克。水煎服，每日1剂分2次饮。可用于治疗中老年人因秋燥损伤肺胃所致的津液不足，肺燥烦渴，肠燥便秘之症，颇有效验。

七、桂圆石斛汤

　　用石斛10克、桂圆5～10个、白糖少许。桂圆去壳，同石斛一起放锅中，加水，加白糖，小火烧沸一刻钟即可，不可久煮。作点心吃。

　　加减：胃热重出现舌苔黄者，可加入洗净的竹菇6克同煮。本方具有补脾健胃、补心益智、除烦热之功效。

八、石斛清胃饮

　　石斛80克、竹茹12克、芦根30克、公英15克、枳壳10克、麦冬15克、薄荷6克、白芍12克、甘草6克。水煎300毫升，早晚各一次，饭前温服。每周服5剂。可轻清凉润，理气止痛。适于慢性浅表性胃炎、胃溃疡偏热者。

九、延年铁皮石斛酒

铁皮石斛 250 克、生地黄 60 克、怀牛膝 30 克、杜仲 20 克、丹参 20 克、白酒 10 升。浸泡一周后即可饮用。可治疗腰腿疼痛，体倦无力，风湿痹等症。

十、石斛参地酒

石斛 30 克、麦冬 24 克、生地黄、玄参各 50 克，天花粉 30 克、生山药、黄芪各 60 克，苍术、葛根各 20 克，盐知母、盐黄柏各 15 克，低度白酒 1500 毫升。将 11 味中药捣碎，置容器中，加入白酒，密封，经常摇动，浸泡 5～7 天后，过滤去渣即成。每次取 30～60 毫升，按 1∶1 的比例加入蜂蜜糖水混匀服用，日服 2～3 次。

该酒能滋阴清热，生津润燥。适用于燥热伤阴型糖尿病患者，用于气阴两虚型糖尿病患者亦有一定疗效。

十一、育阴滋肾汤

冬虫夏草、霍山石斛、白芍、山萸肉各 15 克，桑椹子、女贞子、旱莲草、熟地各 25 克。加清水 4 碗煎至 1 碗。适合阴虚人士补肝肾之用。

十二、西洋参石斛茶

西洋参 5 克、石斛 30 克。先将西洋参拣杂，洗净，晒干或烘干，切成饮片，放入较大容器内，备用。将石斛拣杂，洗净，晾干后切成片，放入沙锅，加足量水，大火煮沸后，

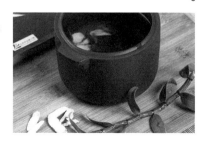

改用小火煨煮 30 分钟，用洁净纱布过滤，去渣，收集滤汁盛入有西洋参饮片的容器中，加盖闷 15 分钟，即可饮用。（或将西洋参、石斛碾成细粉冲开水代茶饮用，每次 3～5 克，每日 1～2 次）可滋阴养胃，生津止咳。本方适用于胃阴虚实热型白血病并发口腔炎患者。

十三、养阴消渴汤

石斛 6-9 克、开冬、玉竹、南沙参、黄精、熟地、淮山、茯苓各 12 克、陈皮 5 克。可随意酌加瘦肉或鸡肉适量，加沸水八碗同煲 3 小时，食时下盐调味。对糖尿病消渴症、烟酒过多致肝胃阴伤诸症颇有效。

十四、石斛决明冲剂

石斛、花旗参各 30-50 克、杞子、菊花、菟丝子、沙苑子、女贞子、决明子、车前子各 60 克，丹参 60～80 克。上药共研细末。每日 2 次，每次 3～5 克。开水冲服。连续服用三个月以上效果更佳。对肝肾阴虚所致的高血压、青光眼、白内障等症有效。

十五、石斛乌梅汤

玉竹、北沙参、石斛、麦冬各 15 克，乌梅五枚，水煎取汁，加冰糖适量代茶饮用，可治热病伤阴，或夏天出汗多引起的口干思饮，大便干燥。

十六、石斛沙参汤

北沙参 15 克、生地、麦冬、石斛各 10 克，冰糖适量，水煎服，适用于高热病后的津液缺乏，咽干口燥，食欲不振，大便秘结，小便不利等症。

十七、石斛降压茶

铁皮石斛3克、丹参10克、绞股蓝5克、三七花3克、鬼针草10克，此验方为1天量。

服用方法：泡水，把药倒入大水杯，水浸没药，以超出1/3为宜，反复泡服；一服药只泡一天，15天为一个疗程。

功效：降血压，降血脂，保肝护肝，滋阴养胃，可以用于肝阳上亢引起的头晕，视物昏花，减轻西药降压药对肝脏的损害，以及减轻西药降压药对机体的耐药性。

十八、石斛虫草茶

铁皮石斛6克、虫草0.5克。此验方为一天的量。

服用方法：泡水，反复饮用，一服药只泡一天，晚上睡前服用，效果更好。

功效：滋阴补肾，养胃生津。

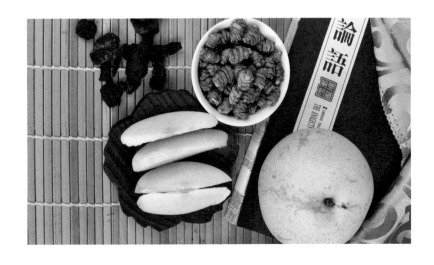

十九、石斛便秘方

石斛 3 克、麦冬 10 克、生地 10 克、玄参 10 克、肉苁蓉 5 克、决明子 10 克。此验方为一天的用量。

服用方法：泡水，一服药只泡一天，服用 15 天为一个疗程。便秘严重者可以加火麻仁 10 克、郁李仁 10 克。

功效：滋阴生津，润肠通便，补气养胃，用于大便干结、便血、便秘等症。

二十、铁皮石斛白梨汤

铁皮石斛 5 克、白梨 50 克，水煎服。每日 1 剂常服，用于肺癌患者辅助治疗。

二十一、石斛生姜饮

鲜石斛、生地、远志、茯苓各 30 克，炙甘草 15 克，生姜 5 克，将除生姜外的药物捣碎，与生姜一同放入砂锅中，水煎 30 分钟，取汁即可。每日 1 剂，分 3 次温服。此方具有滋阴益气、生津止渴、清热退热之功效，主治阴虚发热。

二十二、祛烦养胃汤饮

石斛 15 克，南沙参、玉竹各 12 克，天花粉、山药、茯苓各 9 克，麦冬 6 克，半夏 4.5 克，广皮 3 克，甘蔗 30 克，将诸药放入砂锅中，水煎 30 分钟，取汁即可。每日 1 剂，分 3 次服用。主治燥热烦渴。

石斛菜谱

一、铁皮石斛洋参煲草龟

【原料】铁皮石斛 10 克、西洋参 10 克、草龟 1 只、脊骨 250 克、猪肉 200 克、鸡爪 2 只、老姜 25 克、红枣 10 克、枸杞 10 克、食盐少许。

【做法】

1. 将脊骨、猪肉斩件，草龟杀好洗干净；

2. 用瓦煲烧水至滚后放入脊骨、猪肉、草龟滚去表面血渍，倒出洗净；

3. 装水及材料，煲 2 小时后即可食用。

【功效】生津止渴、清热提神、滋补养颜、解酒益胃。

二、石斛老鸽汤

【原料】：铁皮石斛、老鸽、花旗参、瘦肉。

【做法】

1. 老鸽去皮洗净，"飞水"（即用滚水去除表面的血渍，倒出用水洗净）；

2. 瘦肉洗净，同样"飞水"；

3. 其他各种材料洗净后共同放入紫砂盅内放水炖 4 小时，即可食用。

【功效】此汤清而不淡，补而不燥；具有滋阴清热，调理身体机能增强身体免疫力的功效，四季适用，特别适宜秋冬时节进补食用。

【健康提示】鸽子被人称为"动物人参"含有丰富的蛋白质。民间有"一鸽胜九鸡"的说法。鸽肉不但营养丰富，且还有一定的保健功效，能防治多种疾病，从古至今中医学认为鸽肉有补肝壮肾、益气补血、清热解毒、生津止渴等功效。现代医学认为：鸽肉壮体补肾、生机活力、健脑补神、提高记忆力、降低血压、调整人体血糖、养颜美容、皮肤洁白细嫩，延年益寿。

三、苦瓜黄豆石斛排骨汤

【原料】铁皮枫斗、新鲜苦瓜、黄豆（洗净后用清水浸泡过夜）、猪排骨、带皮生姜片3～4片、食盐适量。

【做法】

1. 先用清水把铁皮枫斗、苦瓜、黄豆、排骨、生姜洗净，苦瓜去核切块；

2. 排骨入锅加适量冷水，煮开后洗净，沥水后放进瓦煲里（放铁皮枫斗生姜），加入清水1200毫升（约6碗水量）先用武火煲沸后，撇去浮沫，改用文火煲半个小时；

3. 加入苦瓜以及黄豆，继续用文火煲一小时，调入食盐少许，饮汤食苦瓜及猪排骨。

【功效】此汤富含石斛多糖、蛋白质及钙质等人体必需微量元素，能够清热解毒，排毒养颜。

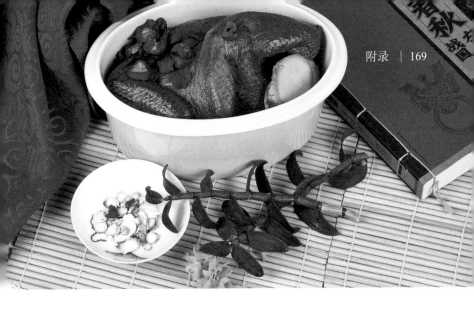

四、田七石斛炖乌鸡

【原料】乌鸡 1 只、瘦肉 150 克、田七 10 克、铁皮石斛 5 克、枸杞 5 克、老姜、葱段适量。

【做法】

1. 先将乌鸡洗净，瘦肉切块，田七、石斛洗净；

2. 用锅烧水至滚后，放入乌鸡，瘦肉滚去表面的血渍，倒出用水洗净；

3. 将乌鸡、瘦肉、枸杞、田七、石斛、姜放入盅内，加清水炖 2 小时，调放盐即可食用。

【功效】铁皮石斛能益胃生津，乌鸡富含胶原蛋白，田七具有活血化瘀的作用，融于此汤，能起到活血定痛，有助伤口愈合的作用。

五、虫草石斛炖水鸭汤

【原料】冬虫草 3 克、铁皮石斛 3 克、水鸭 150 克、姜片适量。

【做法】

1.将水鸭去毛洗净，"飞水"（即用滚水去除表面的血渍，倒出用水洗净）；

2.与洗净的药材一同放进炖盅内，加清水 300 毫升，隔水炖 2 小时即成。

【功效】冬虫草味甘性温，能补肺肾及喘咳；石斛味甘性平，可以养胃阴，生津液，滋肾阴，润肺，补脾，除虚热；水鸭滋阴养胃，补气利水。

六、石斛炖肉汁

【原料】猪瘦肉 400 克、姜 3 片、麦冬 15 克、铁皮石斛（铁皮枫斗）25 克。

【做法】

1.先用温水将石斛泡软，用剪刀剪成约 6 厘米的小段；

2.猪瘦肉洗净剁碎；

3.清水煮沸倒入炖盅，放入肉碎，浸泡 30 分钟，再放入石斛、麦冬和姜片，用小火炖一个半小时，下盐调味饮用。

【功效】汤水回甘，清胃热生津止渴，滋肾退热明目。习惯熬夜的人多数阴虚火旺，津液缺乏，眼红口干。中药石斛具有养胃生津、滋阴清热、明目、降低血压等功效，如加入有补阴益髓之功的猪瘦肉共熬汤，能清胃热，养胃阴，生津液，止渴饮，实为日常熬夜、体虚者和老幼妇孺的滋补佳品。

七、石斛排骨汤

【原料】排骨 500 克、铁皮石斛 5 克、红枣二颗、食盐少许。

【做法】排骨入锅，洗净、加入清水，烧开后撇去浮沫。加入石斛、红枣，盖上盖子，炖至排骨熟烂，加盐少许即可。

【功效】此汤味道非常甘醇，具有石斛独有的清新和甘甜的味道。主要功效就是清热滋阴，健脾化湿，比较适合熬夜虚火旺盛的人。

八、石斛黄精炖鸡

【原料】铁皮石斛鲜品 20 克、黄精 80 克、老母鸡一只、葱，生姜，味精，盐适量。

【做法】取石斛鲜品切断，冷水稍泡一下，将鸡宰杀去内脏洗净，切块，置沸水中撇去浮沫，将石斛、黄精、鸡块、葱、生姜放入砂锅（或瓷锅）内，加适量水用武火煮沸，再用文火焖煮 1 小时以上，使鸡肉熟烂，调味即可。

【功效】此汤有滋养胃阴，润肺止咳之功效。黄精和石斛可养肺润燥，又有降血糖功效，对糖尿病患者很有疗效。此汤对肺脾两虚，肺结核患者亦非常合适。

九、石斛鲫鱼汤

【原料】野生鲫鱼 5 条、铁皮石斛（铁皮枫斗）10 克、红枣 5 颗、生姜 3 片、蒜苗一颗、盐适量。

【做法】

1. 锅烧热，放姜片入擦匀锅，防止鱼粘锅（砂锅在同时烧开水）；

2．放入鲫鱼两面稍煎；

3．放入砂锅内烧开的水用大火再烧开；

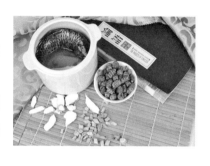

4．转入砂锅内，放入各种调料。大火烧开5分钟，转小火30分钟；

5．熬到汤呈奶白色即可关火。

【功效】安神、补脾胃、辅助降血脂；增强免疫力、抗氧化、抗癌防癌。

十、石斛老鸭汤

【原料】老鸭1只、铁皮石斛8粒、铁棍山药1根、莲子，薏米适量、葱数根、老姜一块、盐，料酒适量。

【做法】

1．石斛8粒，薏米适量，冲洗干净，放入煲中，加水先煲约20分钟；

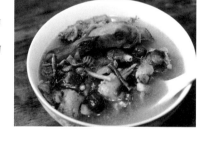

2．老鸭斩大块，焯水去血沫，铁棍山药去皮洗净；

3．老鸭和铁棍山药放入汤中，同时加一块老姜、数根葱，适量料酒同煲，一个小时后放入莲子，再煲40分钟，加少量盐调味，关火。

【功效】此汤主要能养心安神、补脾健脾、止泻利湿痹、散寒解表。

十一、石斛花旗参灵芝煲乌鸡

【原料】乌鸡1只 、石斛10克、花旗参15克、灵芝25克、蜜枣2个、姜1块、盐1茶匙（5克）。

【做法】

1. 将乌鸡内脏去除，鸡头切掉不用。洗净后放入汤煲中，一次性加入2000毫升清水，大火煮开后，用勺子撇去浮沫；

2. 姜去皮切成片。将姜片、石斛、花旗参片、灵芝和蜜枣倒入汤煲中，盖上盖子，调成小火煲至2个小时；

3. 调入盐调味即可。

【功效】此款汤有滋阴润肺，清热生津，解酒护肝，健脾胃的功效，经常外出有工作应酬，或平时工作经常熬夜的人，可以尝试着用它做日常的调养。

花旗参，能清热解毒。石斛有着滋阴清热，护肝明目的功效。灵芝可以补气安神，汤色浓而不浊，最大限度地保留了汤品的原味。灵芝的味道，微苦回甘，配上红枣，味道更加美味。

【健康提示】煲汤的清水，要一次性加够，尽量不要在煲汤的过程中添水，尤其是冷水，这样会使汤的味道打折扣。就算在煲煮时候发现水量不够，也要添加开水。

十二、麦冬石斛煲鸡

【原料】鸡半只、麦冬10克、石斛12克、姜1片，盐适量。

【做法】

1. 鸡洗净后斩件；

2．麦冬及石斛洗净；

3．将鸡、麦冬、石斛、姜片放入电砂煲中，加入1升水煲2小时；

4．加入适量盐调味即可。

【功效】滋阴清热、养胃生津、清热解毒

十三、花旗参石斛煲瘦肉

【材料】花旗参5克、石斛12克、瘦肉250克、姜1片、盐适量

【做法】

1．瘦肉洗净后切块焯水；

2．花旗参及石斛洗净；

3．将瘦肉、花旗参、石斛、姜片放入电砂煲中，加入1升水煲2小时；

4．加入适量盐调味即可。

【功效】此汤具有健脾润肺，培补真元，清热除烦，解酒提神等功效。适合睡眠不足、口感咽干、肝火上炎、气阴两虚等症状。

【健康提示】中医认为，花旗参属于凉药，宜补气养阴。如果身体有热症，比如口干烦躁、手心发热、脸色发红、身体经常疲乏无力，使用花旗参类补品可以达到调养的目的。反之，若咳嗽有痰、口水多或有水肿等状态时，就应避免服用花旗参，否则就会加重病情。

十四、蜂蜜铁皮石斛汁

【原料】铁皮石斛鲜条20克、蜂蜜一小勺、水1000毫升

【做法】

1.将新鲜铁皮石斛洗净晾干水分，切碎放入搅拌机中；

2.加入适量蜂蜜和清水，搅拌至粉碎即可。可以过滤后饮用，但鲜铁皮石斛的渣最好一起服用，效果会更好

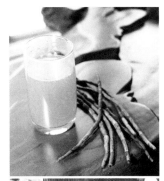

【功效】可每日饮用，特别适合免疫功能低下者、亚健康人群、烟酒和夜生活过度人群，女性的美容养颜，肿瘤患者的辅助治疗，注重日常生活保健的大众人群。

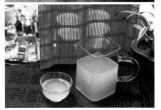

十五、铁皮石斛银耳羹

【原料】铁皮石斛鲜条 2～3 根、干银耳 2 大朵、枸杞子数粒、冰糖少许。

【做法】

1.干银耳冲洗后用水泡发，枸杞子洗净用少许水浸泡一会；

2.将新鲜铁皮石斛的叶子揪掉，茎洗净后，切成小段；

3.泡好的银耳用流动水冲洗干净，撕成小朵；

4.砂锅中倒入水，把铁皮石斛段和银耳放入，大火煮开后，转小火煮 30 分钟；

5. 将枸杞子和冰糖倒入，继续炖至银耳软糯即可。

【功效】清热降火，可滋阴清肺缓秋燥。铁皮石斛养胃滋阴，银耳润肺生津，枸杞养肝明目，合而为一，口感香甜润滑、鲜嫩可口，很适宜夏季养生食用。

【健康提示】银耳羹如果一次做得较多吃不完，可以在刚做好时，就盛出一些来，不要搅动翻动，放入保鲜盒中，再放入冰箱冷藏保存，可以存放 1～2 天。吃的时候再加热就可以了。

十六、淮杞石斛响螺汤

【原料】猪肉（瘦）120 克、螺 25、枸杞子 40 克、石斛 12 克、山药（干）20 克、姜 5 克、盐 4 克。

【做法】

1. 响螺取肉，切去肠脏污秽，用水洗净；

2. 将螺肉切成片状。淮山、杞子、石斛用水洗净。瘦猪肉和生姜分别用水洗净。生姜去皮，切片；

3. 加水入瓦煲内，煲至水滚，放入全部材料。用中火煲 3 小时；

4. 加入细盐调味，即可饮用。

【功效】此汤可滋阴补肾，祛风明目。日常用此汤佐膳，可以健脾开胃、补肾益精、保护视力，减少形成白内障的机会，适合一家大小饮用。

肝肾亏虚、身体虚弱、视力早衰、迎风流泪，终日泪汪汪、精神疲乏、头昏眼花者，可以煲此汤佐膳作食疗。

【健康提示】

螺：螺肉不宜与中药蛤蚧、西药土霉素同服；不宜与牛肉、羊肉、蚕豆、猪肉、蛤、面、玉米、冬瓜、香瓜、木耳及糖类同食；吃螺不可饮用冰水，否则会导致腹泻。

枸杞子：枸杞一般不宜和过多药性温热的补品如桂圆、红参、大枣等共同食用。

石斛：本品与凝水石、巴豆相克；不宜与僵蚕、雷丸同用。

山药（干）：山药恶甘遂、大戟，不可与碱性药物同服。

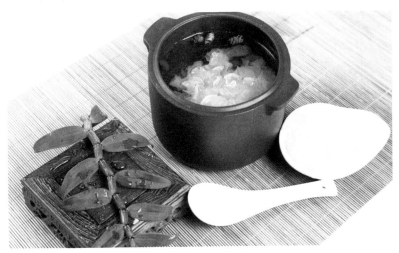

十七、山竹石斛生鱼汤

【原料】猪肉（瘦）160克、黑鱼400克、玉竹40克、山药（干）20克、石斛12克、盐4克。

【做法】

1.生鱼去鱼鳞、鳃，用水冲洗，抹干；

2. 用姜下油锅煎至微黄;

3. 淮山,玉竹和石斛用水洗净,切片;

4. 瘦猪肉和陈皮用水洗净;

5. 加水于瓦煲内,煲至水滚,放入全部材料,候水滚起;

6. 用中火煲 3 小时,入细盐调味,即可饮用。

【功效】此汤健脾开胃,生津解渴,补而不燥,润而不腻,适合一家大小饮用,对糖尿病有食疗作用。

如患上肝硬化病,肝区有轻度的胀痛和不适,日渐消瘦,精神疲乏,食欲不振,齿龈出血,可用此汤佐膳。

【健康提示】

感冒初期的人,不宜饮用。

十八、猪骨沙参汤

【原料】猪脊骨 500 克、菠菜 100 克、北沙参 12 克、石斛 12 克、茯苓 12 克、大葱 10 克、姜 5 克、盐 2 克、味精 1 克。

【做法】

1. 将猪脊骨洗净放入热水锅内,加入生姜,烧沸后去掉浮油,煮至熟;

2. 将石斛、沙参、茯苓用纱布包好,放入猪脊骨汤中,再煮20分钟,拣去药包;

3. 将菠菜择洗干净,切段,放入汤中煮沸,加入精盐、味精、葱花调好味,即可出锅装盘上桌。

【功效】

此汤具有滋阴润燥、祛痰止咳的功效。

【健康提示】

北沙参：北沙参反藜芦、恶防己。

茯苓：茯苓恶白敛，畏牡蒙、地榆、雄黄、秦艽、龟甲，忌米醋。

十九、铁皮石斛鳝鱼汤

【原料】黄鳝 500 克、当归、党参各 12 克、铁皮枫斗 15 克、料酒 10 毫升、生姜 12 克、大蒜、醋、盐、酱油、葱段、味精、胡椒粉各适量。

【做法】

1. 黄鳝切丝备用；

2. 铁皮枫斗洗净，生姜洗净切丝，党参、当归装入纱布袋扎紧口备用；

3. 鳝鱼、铁皮枫斗、中药袋及调料一并放入砂锅内，加适量清水；

4. 先用武火烧沸后，去掉浮沫，再用文火煎熬一小时，去出药袋，加入盐及调味品后即可。

【功效】吃鱼喝汤，可佐餐服食，连续服食 5～7 日，可辅疗气血两亏之胃癌。

二十、清蒸石斛螺

【原料】青螺（石螺）1500 克、猪脊肉 9 克、石斛 6 克，调料：盐少许；

【做法】

1. 青螺吐泥、洗净，用沸水烫熟，捞起，汤汁滤清后留用；

2. 出螺肉，用淡盐水洗净，沥干，装入炖盅。猪脊肉切成连块，用沸水飞去血秽；

3. 螺汁同石斛先用一小锅煲 20 分钟后，除去药渣，滤清药汁，待用；

4. 将药汁倒入炖盅内，再将猪脊肉放于盅内的螺肉面上，约炖 1 小时后，调入盐，即可食用。

特色：味鲜微甘。功效：石斛与青螺、猪肉合炖，能滋阴润燥，通利小便，解渴利水，对消渴瘦弱、便秘、燥咳、酒醉不醒有功效。

二十一、石斛米粥

【原料】鲜石斛 30 克、粳米 50 克、水 600 毫升、冰糖适量。

【做法】

1. 每次取鲜石斛 30 克，加水 200 毫升，久煎取汁约 100 毫升（因石斛最耐久煎，方可出效），去渣；

2. 选用北粳米 50 克，冰糖适量，同入砂锅内，再加水 400 毫升左右，煮至米开粥稠停火。

【功效】养阴润燥、清热生津、补虚扶羸，适用于脾胃阴虚、咽干津少，舌无苔、咳嗽痰少、养肠润燥、便秘，乳汁清稀。

【健康提示】每日 2 次，稍温顿服。

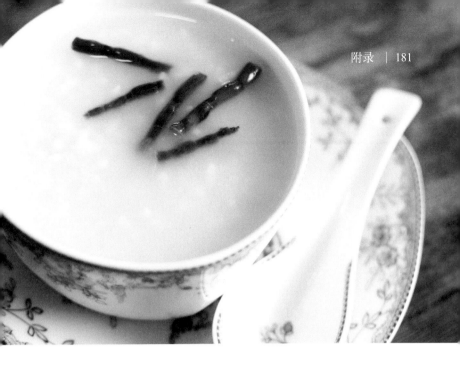

二十二、石斛海马养生汤

【原料】石斛十颗（约 10 克）、海马两只、瑶柱约 50 克、鸡肉150 克、猪瘦肉 150 克、矿泉水 4 大碗，盐适量。

【做法】把所有材料清洗干净放入炖盅炖三小时调入适量盐即可（水开后开始计算时间）。

二十三、石斛淮山党参煲水蛇

【原料】石斛 15 克、淮山 30 克、党参 35 克、水蛇 500 克、生姜 3 片。

【做法】各药材稍浸泡，洗净；水蛇宰洗净，置沸水中稍滚片刻，再洗净，晾干水，起油锅稍爆炒。一起与生姜放进瓦煲内，加入清水2500 毫升（约 10 碗水的量），武火煲沸后，改为文火煲约 2 小时，调入适量食盐、油便可。

二十四、铁皮石斛蛋

【原料】铁皮石斛 3 克、鸡蛋 2 个、冰糖 30 克。

【做法】

1. 将冰糖加入水溶化，打入鸡蛋，搅成蛋浆；

2. 将铁皮石斛用温水洗净，放入鸡蛋碗内，使浮在蛋浆表面，然后隔水炖熟。

【功效】主治病后体虚，久不复原，身体赢弱，还可作痰饮喘嗽、虚喘、自汗、盗汗、阳痿、遗精、腰膝酸软的辅助治疗。

二十五、石斛炒羊肝

石斛 10 克，羊肝 200 克，酱油、料酒各 6 毫升，食盐、味精各 2 克，葱花、姜末各 5 克，炒制。佐餐食用。

二十六、石斛烧肘子

石斛 10 克，猪肘子 250 克，味精、食盐各 2 克，酱油、料酒各 5 毫升，葱段、姜片各 5 克，烧制。佐餐食用。

二十七、石斛花胶（鱼肚）炖瘦肉

【原料】石斛 15 克（中药店有售）、花胶 40 克、猪瘦肉 300 克、生姜 3 片。

【做法】石斛洗净；花胶浸泡 1 小时，置沸水中稍滚片刻，切段状；猪瘦肉洗净，切块。一起与生姜放进炖盅内，加入冷开水 1000 毫升（约

4 碗量），隔水炖 2 小时，调入适量食盐便可。

【功效】滋补养阴养胃益气

二十八、石斛麦冬煲猪心

【原料】石斛 25 克、麦冬 30 克、生地 25 克、莲子 20 克、猪心 1 个、猪瘦肉 250 克，生姜 3 片。

【做法】各药材稍浸泡、洗净；猪心剖开洗净；猪瘦肉洗净。一起与生姜放进瓦煲内，加入清水 3000 毫升（12 碗量），武火煲沸后，改文火煲 2 个半小时，调入适量食盐便可。

【功效】定神定志、清热养心

二十九、太子参石斛瘦肉汤

【原料】太子参 40 克、石斛 25 克、红枣 4 个、猪瘦肉 400 克、生姜 3 片。

【做法】太子参、石斛、红枣洗净，稍浸泡，红枣去核；猪瘦肉洗净，整块不刀切。然后一起与生姜放进瓦煲内，加入清水 2500 毫升（约 10 碗水量），武火煲沸后改为文火煲约 2 个小时，调入适量的食盐便可。

【功效】补脾益胃

三十、石斛麦冬炖羊胎盘

【原料】石斛 20 克、麦冬 15 克（中药店有售）、羊胎盘 1 个、生姜 3 片。

【做法】药材洗净，稍浸泡；羊胎盘洗净，并置姜和陈皮在沸水中滚片刻，再洗净（即"飞水"）。一起与生姜下炖盅，加入冷开水1000毫升（4碗量），加盖隔水炖3小时。进服时方调入适量食盐，作滋补调理宜每周两次。

【功效】滋补

三十一、西洋参石斛炖鹧鸪

【原料】西洋参、石斛各10克（中药店有售），鹧鸪1只，猪肉200克，生姜3片。

【做法】鹧鸪可请售者宰净，"飞水"备用；各物分别洗净，一起与生姜放进炖盅内，加冷开水1250毫升（5碗量），加盖隔水炖3小时便可。进饮时方下盐。

【功效】养阴补虚健胃

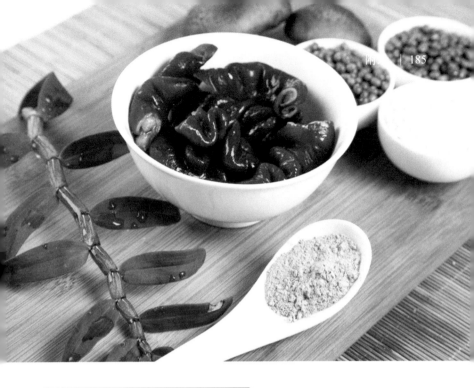

三十二、石斛云苓红参炖猪瘦肉

【原料】石斛 25 克、云苓 20 克、红参 10 克（以上中药店有售）、猪瘦肉 400 克、生姜 3 片。

【做法】各物分别洗净，药材稍浸泡；猪瘦肉剁碎。一起与生姜放进炖盅内，加入冷开水 1250 毫升（5 碗量），加盖隔水炖 3 小时，进饮时方调入适量食盐。

【功效】养胃滋肾，生津安神。

参考文献

［1］　国家药典委员会编，中华人民共和国药典.2010版一部.中国医药科技出版社，2012年10月1日.

［2］　赵嘉，吕圭源，陈素红.石斛"性味归经"的相关药理学研究进展.浙江中西医结合杂志，2009年第19卷第6期（浙江中医药大学药物研究所）.

［3］　吕圭源，颜美秋，陈素红.铁皮石斛功效相关药理作用研究进展.中国中药杂志，2013年第04期（浙江中医药大学药物研究所）.

［4］　鹿伟，陈玉满，徐彩菊，等.铁皮石斛抗疲劳作用研究.中国卫生检验杂志，2010年10月第20卷第10期（浙江省疾病预防控制中心卫生毒理所）.

［5］　林萍，毕志明，徐红，等.石斛属植物药理活性研究进展.中草药，第34卷第11期2003年11月（中国药科大学生药学研究室）

［6］　杨明志.石斛养生.四川科技出版社，2011年10月第一版.

［7］　施仁潮，竹剑平，李明焱.铁皮石斛抗肿瘤作用的研究进展.中国药学杂志，2013年10月第48卷第19期.

［8］　周德龙.高血压病的中医治疗.四川中医，2011：29.

［9］　吴人照，杨兵勋，李亚平，等.铁皮石斛多糖对SHR-sp大鼠抗高

血压中风作用的实验研究 . 中国中医药科技，2011：18.

[10] 吴人照，杨兵勋，黄飞华等 . 铁皮枫斗颗粒（胶囊）治疗气阴两虚证高血压病 180 例观察 . 浙江中医杂志，2010：45.

[11] 张崇暇，巩金 . 铁皮枫斗晶临床疗效观察 . 浙江中医杂志，1996，1.

[12] 陈晓萍，张沂平，朱娴如，等 . 铁皮枫斗颗粒（胶囊）治疗肺癌放化疗患者气阴两虚证的临床研究 . 中国中西医结合杂志，2006 年 5 月第 26 卷第 5 期 .

[13] 张沂平，马胜林，朱远 . 铁皮枫斗晶对肿瘤患者放化疗辅助治疗的疗效观察 . 中国中西医结合杂志，2000 年 8 月第 20 卷第 8 期 .

[14] 姚庆华，陈超，杨维泓，等 . 铁皮枫斗晶对肿瘤化疗患者的辅助治疗作用 . 浙江中医药大学学报，2010：34.

[15] 李慧林，耿宝琴，雍定国 . 铁皮枫斗晶对呼吸道功能的影响 . 中药药理与临床，2001 年 05 期 .

[16] 鹿伟，陈玉满，徐彩菊 . 铁皮石斛抗疲劳作用研究 . 中国卫生检验杂志，2010：20.

[17] 辛甜，储智勇，栾洁 . 铁皮石斛胚状体对大鼠抗疲劳能力的影响 . 药学实践杂志，2011：29.

[18] 许天新，赵硕 . 铁皮枫斗晶抗疲劳作用检验 . 浙江预防医学，2002：14.

[19] 李燕，王春兰，王芳菲，等 . 铁皮石斛化学成分的研究 . 中国中草药，2010 年 7 月，第 35 卷第 13 期 .

［20］李娟，李顺祥，黄丹，等.铁皮石斛资源、化学成分及药理作用研究进展.科技导报，2011年18期.

［21］陈晓梅，王春兰，杨峻山，等.铁皮石斛化学成分及其分析的研究进展.中国药学杂志，2013年10月第48卷第19期.

［22］聂少平，蔡海兰.铁皮石斛活性成分及其功能研究进展.356 2012 Vol.33，No.23食品科学.

［23］孙卓然，刘圆，李小云.石斛不同种、不同药用部位中多糖含量测定.时珍国医国药，2009，20（8）：1886-1888.

［24］陈晓梅，肖盛元，郭顺星.铁皮石斛与金钗石斛化学成分的比较.中国医学科学院学报，2006，28（4）：524-529.

［25］华允芬，陈云龙，张铭.三种药用石斛多糖成分的比较研究.浙江大学学报，工学版2004，38（2）：249-252.

［26］诸燕.铁皮石斛种质资源收集与评价.杭州：浙江农林大学，2010.[25].

［27］华允芬.铁皮石斛多糖成分研究.杭州：浙江大学，2005.[26].

［28］李彩霞，竹剑平.不同采收期铁皮石斛中多糖含量比较.药物分析杂志2010，30（6）：1138-1139.

［29］黎万奎，胡之璧.人工载培铁皮石斛与其他来源铁皮石斛中氨基酸与多糖及微量元素的此较分析.上海中医药大学学报，2008，22（4）：80-83.

［30］孙晓生.〈道藏〉九大仙草及其现代研究.（《新中医》2012年第09期.

［31］吴赵云，卢国生，顺庆生，等．枫斗的商品规格与应用．上海科学技术文献出版社，2010年6月1日．

［32］杨明志，顺庆生．中国药用石斛标准研究与应用（修订版）．四川科学技术出版社，2012年12月1日．

［33］罗仲春，罗斯丽，罗毅波．铁皮石斛原生态栽培技术．中国林业出版社，2013年7月1日．

［34］包雪声，顺庆生，张申洪，等．中国药用石斛图志．上海科学技术文献出版社，2005年5月第1版．

［35］宋广青，刘新民，王琼，等．石斛药理作用研究进展．中草药，第45卷第17期，2014年9月．

［36］施红，黄玲．石斛抗衰老作用的实验研究．中华老年医学杂志，1994年02期．

［37］梁颖敏．铁皮石斛对雌性衰老小鼠的抗衰老作用及其机理研究．[D].广州：广州中医药大学，2011．

［38］查学强，王军辉，潘利华，等．石斛多糖体外抗氧化活性的研究．食品科学，2007年10期．

［39］郁美娟，孟庆华，黄德音，等．石斛属植物有效成分及药理作用研究．中成药，2003年11期．

［40］杨涛，梁康，张昌颖．四种中草药对大鼠半乳糖性白内障防治效用的研究．北京医科大学学报，1991年02期．

［41］罗傲霜，淳泽，葛绍荣，等．迭鞘石斛多糖降血糖作用研究．应用与环境生物学报，2006：12．

［42］刘春荣，潘小炎.石斛临床与药理研究近况.广西中医药，2002：25.

［43］张静，连超群，吴守伟，等.霍山石斛胶囊降血脂疗效的实验研究.中国老年学杂志，2010：30.

［44］李向阳，龚其海，吴芹，等.金钗石斛多糖对大鼠高脂血症和肝脏脂肪变性的影响.中国药学杂志，2010：45.

［45］宋喜梅，李国平，等.铁皮石斛人工栽培主要病虫害防治.安徽农业科学，2012：40.

［46］浙江省中药材产业协会，何伯伟、李明焱，等.浙江省地方标准.无公害，铁皮石斛.系列DB33/635.（1、2、3）−2007.

［47］何伯伟.浙江铁皮石斛产业品质提升的实践与探索.中国药学杂志，2013年第19期.